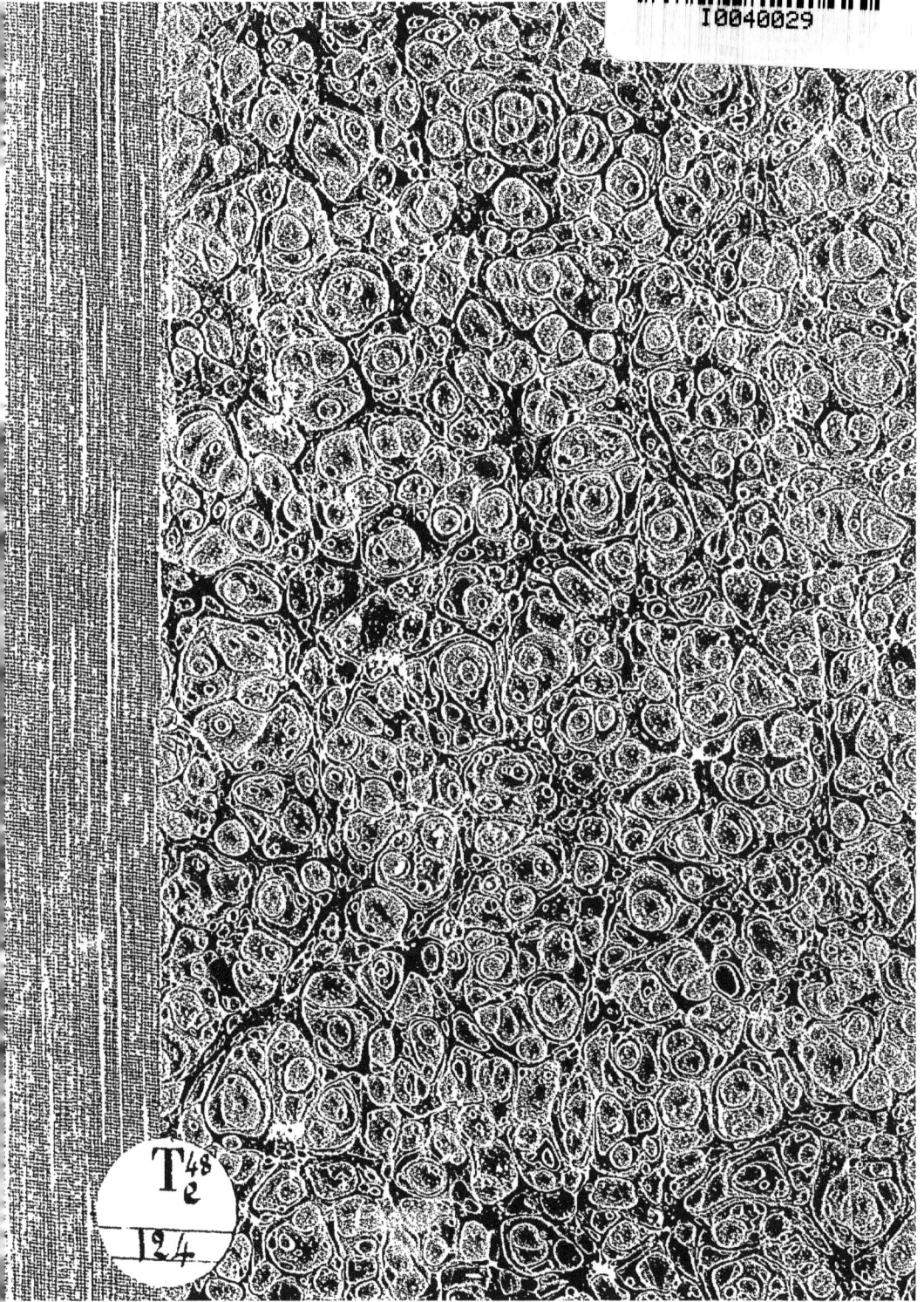

ÉTUDE CRITIQUE

sur la

MÉDICATION PHÉNIQUÉE

DANS LA FIÈVRE TYPHOÏDE

PAR

LE DOCTEUR JEAN-ATHANASE JEAN

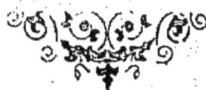

BORDEAUX

IMPRIMERIE Vᵉ CADORET

17 — RUE MONTMÉJAN — 17

—

1890

Respectueux hommage de reconnaissance

Dr Jean

48/124

ÉTUDE CRITIQUE

SUR LA

MÉDICATION PHÉNIQUÉE

DANS LA FIÈVRE TYPHOÏDE

PAR

LE DOCTEUR JEAN-ATHANASE JEAN

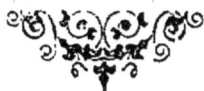

BORDEAUX

IMPRIMERIE Vᵉ CADORET

17 — RUE MONTMÉJAN — 17

—

1890

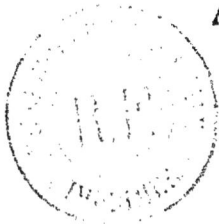

A MES PARENTS

_____

A MA FEMME

_____

A MES AMIS

A mon Président de Thèse

MONSIEUR LE DOCTEUR DE FLEURY

Professeur de Thérapeutique à la Faculté de Médecine de Bordeaux
Officier de l'Instruction publique.

———

A MONSIEUR LE DOCTEUR ARTIGALAS

Professeur agrégé à la Faculté de Médecine.

PRÉFACE

Il pourra paraître étrange de nous voir prendre la défense d'un médicament dont l'emploi présente, au dire de beaucoup d'auteurs, des dangers qui sembleraient en indiquer la proscription.

Disons dès maintenant que l'acide phénique, sans justifier la vogue qui a accueilli son apparition dans le traitement de la fièvre typhoïde, ne mérite pas non plus le discrédit dont on le frappe actuellement.

C'est M. le professeur Artigalas qui nous a conseillé ce sujet de thèse. En nous donnant les courbes de température et les notes prises par lui, à l'hôpital St-Martin, pendant l'épidémie de 1882, il nous a fourni les principaux éléments de notre travail ; en nous aidant de ses conseils il nous a rendu la tâche plus facile. Nous le prions de vouloir bien recevoir ici l'hommage de notre profonde gratitude.

Dans le courant de nos études médicales il nous avait été donné de constater l'action antithermique de l'acide phénique dans la dothiénentérie ; mais nos observations n'étaient ni assez nombreuses ni assez complètes pour que nous pussions nous faire une opinion exacte sur la valeur du médicament. Nous avons cru qu'il serait utile pour compléter notre travail d'étudier l'action du phénol sur la température normale, sur la température artificiellement élevée et sur la température dans l'état fébrile.

Nous avons essayé de démontrer que l'acide phénique ne devait pas ses propriétés antithermiques à l'action destructive qu'il exer-

1' J

çait sur les globules sanguins. A ce propos nous remercions M. le professeur Ferret qui nous a aidé dans nos recherches.

Nous n'oublierons pas non plus que c'est à l'obligeance de notre savant ami, le docteur Conil, préparateur d'histologie à la Faculté, qui s'est mis si gracieusement à notre disposition et nous a prêté son précieux concours, que nous devons d'avoir pu entreprendre et mener à bien nos expériences.

Que M. le professeur de Fleury veuille bien recevoir tous nos remerciements pour l'honneur qu'il nous fait en acceptant la présidence de notre thèse.

ÉTUDE CRITIQUE

SUR LA

MÉDICATION PHÉNIQUÉE DANS LA FIÈVRE TYPHOÏDE

CHAPITRE PREMIER

Nous nous proposons, avant d'aborder notre sujet, de passer sommairement en revue les médications les plus recommandées. Chacune a ses avantages, mais aucune ne répond à toutes les indications de la fièvre typhoïde.

L'adynamie, l'hyperthermie et la stercorémie (Bouchard) sont les trois facteurs à peu près constants qui donnent à la dothiénentérie son caractère particulièrement grave. Aussi, toutes les médications ont-elles eu pour but de combattre la débilitation, d'abaisser la température et d'empêcher l'empoisonnement de l'organisme par les principes infectieux accumulés dans l'intestin.

Si l'on peut lutter contre l'adynamie par l'emploi des toniques, si l'on a trouvé dans les substances antiputrides des agents à opposer à la stercorémie, nous verrons qu'il n'existe encore aucun antithermique ou antipyrétique dont l'action soit constante et l'emploi sans danger.

En présence d'une maladie spécifique, il n'existe qu'un traitement vraiment rationnel : c'est le traitement spécifique. C'est, en effet, en s'adressant à la cause elle-même du mal qu'on en pourra supprimer les effets.

Klebs, Eberth et Gaffky, en Allemagne; Artaud, Chantemesse et Widal, en France, démontrèrent la présence dans les organes des typhiques, d'un microorganisme pathogène. De nombreuses expériences furent faites pour essayer la résistance du nouveau bacille aux différents agents antiseptiques. Il résulte de ces recherches que le médicament tuerait le malade avant le microbe.

D'après Bouillaud, Chomel et Murchison, les composés chlorés joueraient le rôle de spécifiques contre la dothiénentérie. Becquerel et Serres ont employé, dans le même but, les mercuriaux, Polli et Cross vantèrent les sulfites et les hyposulfites; le calomel fut surtout préconisé par Traube, Wunderlich, Griesinger et plus récemment par Salet; l'acide benzoïque, l'iode, l'iodoforme, l'iodure de potassium, le thymol, la résorcine, la kairine, l'acide borique, l'acide phénique, l'acide salicylique et d'autres médicaments encore furent essayés, mais aucun n'a résisté à un contrôle sérieux.

L'expectation doit être abandonnée; cependant le traitement méthodique basé sur l'emploi des toniques, des purgatifs et des lavements froids, appelé par Dujardin-Beaumetz expectation armée, est bon dans les cas légers.

S'il est vrai que de nombreuses fièvres typhoïdes peuvent guérir sans traitement, il n'est pas toujours aisé d'établir d'une manière certaine, dès le début, la marche que suivra la maladie : « On ne saurait prédire à l'avance si la terminaison sera heureuse ou non. Il n'est point rare de voir les cas les plus bénins en apparence se terminer par la mort, et inversement, certains malades guérir qu'on avait cru désespérés » (Hardy et Béhier). « Le mode d'invasion, dit Murchison, ne doit pas influencer le pronostic. La maladie peut commencer d'une manière grave, et cependant suivre son cours, devenir bénigne, et plus souvent on observe le contraire ».

La dothiénentérie étant une maladie essentiellement débilitante, on a institué depuis longtemps, dès le début de l'affection, une médication tonique; c'est là une règle qui ne souffre guère d'exceptions. On prescrit l'extrait de quinquina à la dose de 3 ou 4 grammes, les vins généreux de Banyuls et de Bordeaux, l'alcool sous forme de rhum et de cognac.

Jaccoud administre à ses malades de 50 à 80 grammes d'alcool par jour. En Angleterre où ce traitement a joui d'une grande vogue, sous le patronage de Graves et de Tood, les doses de 300 à 400 grammes sont communément employées.

Si tout le monde est d'accord aujourd'hui pour reconnaître l'utilité de la médication tonique dans la dothiénentérie, il n'en fut pas toujours ainsi et Louis, dans la 2ᵉ édition de son remar-quable ouvrage, regarde comme très rares les cas qui réclament son intervention.

Personne ne partage plus actuellement l'opinion de cet auteur ; l'alcool, en particulier, est appelé à rendre de grands services dans les complications pulmonaires; c'est encore à lui qu'on aura recours pour combattre le collapsus. Aussi, bien qu'il ne puisse prétendre à l'action antipyrétique que lui ont trop gratuitement accordée certains auteurs, l'alcool est un agent précieux dans la dothiénentérie.

On a opposé à l'hyperthermie les agents thérapeutiques les plus divers. Wunderlich définit la fièvre une élévation de température que Traube attribue à une déperdition insuffisante du calorique. La plupart des auteurs regardent cette hyperthermie comme étant la conséquence d'une production exagérée de chaleur normale. Pour Liebermeister la fièvre est une régulation de la température animale à un degré augmentée. On a dit encore qu'il existait des agents pyrétogènes activant les combustions. Selon Vulpian enfin, ces deux causes peuvent exister à la fois. A chaque théorie s'est juxtaposée une thérapeutique.

Brand fut le grand vulgarisateur de la méthode hydriatique qu'il fit adopter en Allemagne. En France, on n'accepta généralement pas cette innovation, sauf à Lyon où elle rencontra des partisans. Si elle présente quelques avantages pour l'action bienfaisante qu'elle exerce sur le système nerveux dans les températures exagérées s'accompagnant de délire violent et d'agitation incessante, on signale aussi de nombreux inconvénients résultant de son emploi.

Ce mode de traitement applicable dans les services hospitaliers est d'un usage moins facile dans la pratique civile où l'on rencontrerait rarement l'outillage nécessaire, où l'on se heurterait à la résistance de la famille qui verrait avec effroi instituer une semblable médication et à celle du malade chez qui les bains froids causent souvent de véritables tortures. La méthode de Brand est d'ailleurs difficile à appliquer dans toute sa rigueur; il est, en effet, assez rare de rencontrer des typhiques qui en soient seulement à leur 5ᵐᵉ jour de maladie; à une époque plus avancée M. Glénard ne répond plus du succès du traitement.

On reproche à juste raison aux bains froids de favoriser singulièrement les syncopes et d'amener des complications pulmonaires. M. G. Sée l'accuse d'avoir doté la fièvre typhoïde d'une hémorrhagie inconnue avant son usage, l'hémoptysie.

L'action antithermique des bains froids n'est d'ailleurs pas constante, et varie suivant les individus; la défervescence n'est que de quelques degrés et ne dure que quelques heures; MM. Cayla, Mayet et Peter ont même constaté des exacerbations survenant après l'administration des bains froids. La congestion viscérale est une complication à redouter et les pneumonies sont fréquentes à la suite de cette pratique. « Les hémorragies sont tellement bien causées par les bains froids, dit Peter, qu'elles disparaissent aussitôt qu'on les cesse ».

Pour M. Blachez, la syncope serait le plus grand danger de ce traitement.

L'enterorrhagie, la péritonite, la perforation intestinale et l'intolérence de certains malades à supporter le traitement seraient pour d'autres auteurs les seules contre-indications à la méthode réfrigérante.

Brand cherchant à expliquer théoriquement l'action antithermique des bains froids, l'attribua à l'influence nocive qu'ils exerceraient sur les microorganismes; nous ne voyons dans cette explication qu'une simple hypothèse, que viennent d'ailleurs combattre les faits, puisqu'il est reconnu que le bacille d'Eberth vit très bien dans un milieu relativement froid, comme le prouve sa présence dans de l'eau à une température de 15°.

Mieux supportés que les bains froids, les bains tièdes, préconisés surtout par M. Dujardin-Beaumetz, n'ont qu'une faible action sur la température; c'est à peine si l'on constate sous leur influence un abaissement de quelques dixièmes de degré. Ils exposent à la plupart des accidents que nous avons signalés à propos des bains froids et n'en présentent pas les avantages.

Nous ne dirons pas la même chose des lotions alcoolisées et vinaigrées; leur action sur la température est faible, mais elles procurent au malade un réel bien-être en calmant rapidement les phénomènes d'excitation nerveuse. Durant une fièvre jaune que nous avons eue pendant l'épidémie qui sévit à la Guyane de 1885 à 1887, il nous a été donné d'apprécier par nous-même les bons effets produits par ces lotions; aussi n'hésiterions-nous pas à y avoir recours, le cas échéant, absolument convaincu qu'incapables de nuire, elles soulageront souvent. Il est bien entendu qu'elles ne sauraient constituer à elles seules une médication; mais quel que soit le traitement employé, on pourra les utiliser comme un excellent moyen adjuvant.

Mises en honneur par Bouillaud qui ne voyait dans la dothiénentérie qu'une inflammation à combattre, les émissions sanguines faites coup sur coup agiraient, d'après cet auteur, d'une façon avantageuse sur la marche de la maladie. « Nous professons formellement, dit-il (*Traité des fièvres*, p. 388), que les émissions sanguines, employées à notre manière, peuvent souvent éteindre et éteignent réellement, dans l'espace de 4 à 7 jours, le mouvement fébrile qui accompagne l'affection typhique bien caractérisée, pourvu qu'elles soient employées dans le premier septénaire »,

Louis, Andral, Chomel et Grisolle, n'ont pas obtenu des saignées tous les avantages signalés par Bouillaud. Louis avait remarqué cependant que celles pratiquées dès le début de la maladie étaient plus efficaces que celles faites plus tard; aussi avait-il recours aux émissions sanguines seulement dans les premiers jours de la fièvre typhoïde. Appliquées de cette façon, elles n'auraient pas donné des résultats inférieurs à ceux obtenus par la méthode de de Larroque.

Il est inutile d'insister sur les dangers que présente une semblable pratique; à côté de faibles avantages se trouvent de sérieux inconvénients; les saignées agissent d'une façon très passagère sur la température et augmentent encore une adynamie déjà considérable. Peter les recommande cependant dans certaines formes inflammatoires : « S'il se produit une congestion pulmonaire brusque, il est nécessaire de saigner le malade et de lui enlever 200 et jusqu'à 500 gr. de sang. De pareils cas sont assez rares dans nos hôpitaux fréquentés par les malheureuses victimes de la misère sociale et physiologique; mais, à la campagne et dans les pays riches, vous aurez à soigner des malades de ce genre et malheur à vous si vous ne les saignez pas; ils mourront étouffés ».

De nos jours, non seulement on ne saigne plus les typhiques, mais les émissions sanguines locales elles-mêmes sont généralement bannies du traitement des complications de la fièvre typhoïde, tant on cherche à éviter toutes les causes qui pourraient augmenter encore la débilitation dans une affection aussi essentiellement cachectisante.

Les propriétés de la quinine qui en font un spécifique de la fièvre intermittente désignaient tout naturellement ce médicament à l'attention des médecins dans la fièvre typhoïde ; aussi a-t-elle été essayée depuis longtemps ; mais on dut l'abandonner à la suite de deux accidents mortels qui suivirent son administration. Elle fut reprise de nouveau à Paris, en 1840, par Broqua, Saint-Laurent et Briquet. Pour Saint-Laurent, le sulfate de quinine présenterait plus d'inconvénients que d'avantages. Briquet le croit indiqué surtout dans le cas où la fièvre s'accompagne de délire. On reproche à ce médicament de n'agir qu'à doses massives ; Liebermeister en prescrit de 1 gr. 50 à 3 gr. dans une heure. Les effets antithermiques produits par ces doses ne dépassent que rarement 1 degré ; les jours suivants l'action est moindre encore, si bien qu'il faudrait augmenter la dose de quinine si on voulait agir sûrement sur la température.

Le sulfate de quinine produit des troubles durables de l'audition, des syncopes mortelles par ralentissement des battements cardiaques ; il provoque des nausées et des vomissements. Briquet signale l'action de la quinine sur le sang : elle diminue considérablement le nombre des globules rouges et rend le sang comparable à celui des chlorotiques ; sous son influence les globules rouges verraient leur oxygénation entravée. C'est ainsi qu'il explique l'action antipyrétique de cette substance.

Pour M. Dujardin-Beaumetz, la quinine, donnée à haute dose, ne serait pas absorbée ou bien il se produirait des effets toxiques. Peter croit également que dans les cas graves ce médicament n'est pas absorbé : « Les malades l'éliminent tel quel ou l'emmagasinent et le rendent sous forme de concrétions ».

Vulpian n'a obtenu souvent que de très faibles abaissements de température par l'administration du sulfate de quinine ; MM. Du-

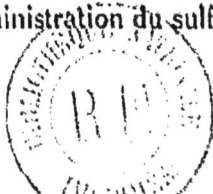

2 J

jardin-Beaumetz et Murchison l'accusent de produire du délire et du collapsus.

Comme on le voit, les auteurs sont loin d'être d'accord sur l'efficacité de la quinine dans la dothiénentèrie; à côté de résultats favorables, elle compte des insuccès et présente de nombreuses contre-indications.

L'acide salicylique est voisin de l'acide phénique par sa composition chimique et par ses propriétés; c'est en effet un phényl-carbonique qui, dans certaines conditions peut, en présence des bases, se décomposer en acide carbonique et en acide phénique; c'est d'ailleurs sur ce fait que repose un des modes de préparation du phénol. On ne sait pas au juste encore comment agit l'acide salicylique dans l'organisme; on ne connaît ni les transformations qu'il y subit ni la forme sous laquelle il est éliminé. En présence des bases que renferme le sang se décompose-t-il en phénol et en acide carbonique, comme on voit, dans les mêmes conditions, le chloral se dédoubler en chloroforme et en acide formique? Cela est peu probable.

L'acide salicylique présente sur l'acide phénique l'avantage d'être inodore, ce qui en rend l'administration, par la voie stomacale, plus facile; étant, d'un autre côté, peu soluble il peut agir comme antiseptique local et s'opposer aux fermentations intestinales; mais, par le fait même de son insolubilité, son action comme antiseptique général serait dès lors peu sûre. Comme à la quinine, on lui reproche de ne produire qu'un faible abaissement de température dans les cas de typhoïdes graves; de provoquer des nausées, des vomissements; d'amener du délire et du collapsus. On l'accuse également d'occasionner des accès de dyspnée, de produire de la congestion pulmonaire, des hémorrhagies pharyngiennes, buccales, nasales et intestinales et de diminuer l'excrétion urinaire. Les contre-indications à son emploi seraient : l'alcoolisme, l'intensité des phénomènes cérébraux, la détermination rénale de la maladie, la faiblesse du cœur et l'intensité des accidents thoraciques (Jaccoud).

D'après Hallopeau, ce médicament devrait être proscrit dans les formes ataxiques et adynamiques de la dothiénentérie.

Hénocque signale du délire violent, des hallucinations, des convulsions tétaniformes et du collapsus à la suite de l'administration du salicylate de soude à doses massives; ce remède est cependant préférable à l'acide salicylique dont il n'a pas la saveur acide et l'action caustique sur le tube digestif.

Binz fixe à 8 ou 10 grammes la dose de salicylate de soude capable de produire un abaissement de température de deux degrés et encore les effets obtenus sont-ils peu durables. De semblables doses renouvelées souvent ne paraissent pas sans inconvénients à Goldtammer; elles causeraient des diarrhées incoercibles et du collapsus avec parésie cardiaque.

Les Allemands n'ont constaté aucune modification des symptômes graves de la fièvre typhoïde à la suite du traitement par l'acide salicylique. A faibles doses l'action du remède est lente; Hallopeau qui en prescrivait 2 grammes n'a observé aucun effet dans la majorité des cas, si ce n'est des complications hémorrhagiques. Vulpian, qui donnait le salicylate de bismuth pour détruire les fermentations dans l'intestin, a observé de la dyspnée et des hémorrhagies intestinales et Jaccoud recommande de se servir d'un autre agent antithermique dans le cas d'albuminurie, complication que, d'après Petersen, l'acide salicylique et les salicylates seraient bien capables de produire par eux-mêmes.

Kumagawa signale une augmentation des déchets albuminoïdes survenant à la suite de la médication salicylée; pour Guttmann, enfin, l'action de l'acide salicylique serait peu sûre et produirait de fâcheux effets sur l'estomac, le cœur et l'oreille.

Vanté par Duboué, de Pau, l'ergot de seigle a été essayé dans la fièvre typhoïde par Syredey qui n'a pas reconnu à cette substance d'effets antiseptiques sûrs; utile seulement dans les cas d'hémorrhagie, elle est à redouter pour les accidents qu'e!le peut produire. Lardier, cité par Guéneau de Mussy, signale en effet l'état asphyxique des extrémités avec interruption des battements artériels à la suite de l'administration de l'ergot de seigle.

La digitale n'est pas non plus un antithermique dont les effets soient bien constants. D'après Bernheim, certains typhiques sont réfractaires à l'action de ce médicament qui d'ailleurs est peu durable. Pour produire un abaissement notable de la température il faudrait employer de fortes doses de digitale qui ne peuvent être continuées que 3 ou 4 jours. Liebermeister, G. Sée et Hayem font remarquer que la chute de la température n'est obtenue, avec cette substance, qu'au prix de troubles gastriques, de nausées et de vomissements; pour M. Germain Sée, les doses utiles de digitale seraient dangereuses. Hayem signale de l'affaiblissement cardiaque et du collapsus à la suite de l'administration de ce médicament.

L'antipyrine a eu, dans ces dernières années, une grande vogue; c'est M. Filchne, professeur de clinique à la Faculté d'Erlangen, qui employa le premier cette substance. Il y eut, en Allemagne, un véritable engouement pour le nouveau remède; M. Huchard l'étudia, en octobre 1888, à l'hôpital Bichat, et Denux en fit son sujet de thèse. C'est, dit M. Dujardin-Beaumetz, le plus sûr, le plus puissant et le moins dangereux des antihyper-thermiques que nous connaissions; il calme les symptômes géné-raux et agit une heure après son administration; mais l'effet ne dure que quelques heures et l'usage prolongé de ce médicament produit sur l'organisme une action débilitante. M. Lejeune, dans sa thèse, avertit que l'on peut dépasser le but et arriver au refroi-dissement et au collapsus. L'antipyrine présente aussi d'autres inconvénients : les effets antithermiques obtenus ne sont pas pro-portionnels à la dose employée et elle amène la suppression des urines.

Pour Bouveret, ce médicament donné à saturation est dangereux pour l'économie en ce qu'il déprime le système nerveux,
peut produire des éruptions, des convulsions, du tremblement et
de la parésie cardiaque. A la suite de cette médication, la convalescence serait plus lente et moins régulière. Humbert Mollière a
eu une mortalité de 14 % chez des typhiques soignés par l'antipyrine; cette substance, administrée à la dose de 1 gramme toutes les
3 heures, a produit du collapsus, des convulsions, du coma et la
mort dans un cas que citent MM. Weill et Chavanne. MM. Vinay
et Tripier signalent également des cas de mort chez des typhiques soumis à ce traitement et accusent l'antipyrine de ces
méfaits. M. Vinay a constaté qu'elle entravait les oxydations et
diminuait la quantité d'urée. Guastalla a observé des phénomènes
de collapsus chez des enfants traités par l'antipyrine et Guttmann
a vu six fois une éruption papuleuse, tantôt localisée, tantôt
généralisée, se manifester sous l'influence de ce remède que Kos-
tyleff regarde comme étant d'un usage difficile, car il est mal
supporté par l'estomac et cause des nausées et des vomissements.

Huchard a dû abandonner l'antipyrine à la suite des inconvénients sérieux qu'elle aurait présentés.

L'antipyrine n'offre donc pas non plus les qualités requises
pour être un bon antithermique; son emploi n'est pas exempt de
tout danger.

L'acétanilide (antifébrine) préconisée par Cahn et Hepp qui la
prescrivirent à la dose de $0^{gr}50$ à $0^{gr}75$, sans dépasser $1^{gr}50$ dans
les 24 heures, serait plus active que l'antipyrine. M. Mouisset en a
prescrit jusqu'à 2 grammes par jour; les effets obtenus à la suite
de l'absorption de ce médicament sont à peu près les mêmes que
ceux produits par l'acide phénique : une heure après l'administration du remède on observe des sueurs profuses en même temps
qu'on constate un abaissement de la température. M. Sécrétan a
signalé du frisson survenu à deux reprises différentes, à la fin de

la période apyrétique. M. Bernheim a constaté trois fois le même phénomène ; une dose de 0ᵍ25 d'antiférine a amené chez un enfant du collapsus avec sensation de froid persistant pendant deux heures.

On reproche à cette substance de rester sans action sur la marche générale de la maladie. M. Dujardin-Beaumetz pense qu'elle agit en altérant la composition du globule sanguin. Les nausées et les vomissements semblent plus fréquents avec l'acétanilide qu'avec l'antipyrine.

M. Rilse qui a poussé la dose du médicament jusqu'à 6 grammes par jour, n'a pu, dans cinq cas, empêcher les exacerbations vespérales.

C'est surtout Liebermeister qui a employé la vératrine dans la fièvre typhoïde ; il en faisait prendre une pilule de 5 milligrammes toutes les heures jusqu'à ce qu'il se produisit du malaise et des vomissements ; quatre ou cinq pilules suffisaient généralement pour obtenir ce résultat. L'hypothermie qu'il observait dans ces cas s'accompagnait ordinairement de collapsus. Nous ne croyons pas que la vératrine soit un médicament à recommander.

L'aconit, préconisé par Tessier, Levasseur et, plus récemment, par le docteur Deshaye, de Rouen, qui en donnait 1 gramme par jour, ne semble pas avoir eu beaucoup de succès dans la dothiénentérie.

Employée par Lichtheim, en Allemagne ; par Murrel, en Angleterre et par Dujardin-Beaumetz, en France, la résorcine fut également essayée par Dénos ; il faudrait en prescrire de 5 à 9 grammes par jour pour abaisser la température ; en raison de l'action dépressive de cet oxyphénol on ne doit l'administrer qu'avec une extrême prudence.

La kairine, entre les mains de M. Richard Schulz, a paru augmenter la durée totale de la fièvre typhoïde et favoriser les récidives ; Guttmann qui essaya ce médicament a remarqué que la réascension de la température abaissée sous son influence était presque aussi rapide qu'après les bains froids; il signale également des frissons et du collapsus occasionnés par l'administration de cette substance.

Le thymol, qui n'a pas l'odeur désagréable et le mauvais goût de la plupart des agents antipyrétiques, a été employé par Balls et Lewin; mais outre son prix très élevé il présente des inconvénients qui l'ont fait rejeter de la pratique.

M. Rütimeyer qui a essayé la thalline lui reproche de n'être efficace que dans les cas légers; Steffen a constaté qu'elle occasionnait des sueurs profuses coïncidant avec la chute de la température dont la réascension ne se faisait pas longtemps attendre. Il a noté également la couleur jaune-vert sale des urines après l'administration du médicament.

Nous en avons terminé avec les principaux agents antithermiques et antipyrétiques employés dans la dothiénentérie; nous avons pu constater que si tous sont susceptibles, dans certaines conditions, d'agir sur la température, aucun ne réunit toutes les qualités que doit présenter un bon antihyperthermique, à savoir :

Une action sûre dans tous les cas.

Des effets proportionnels aux doses employées.

Une innocuité absolue.

Les médications que nous allons passer maintenant en revue ont surtout pour but l'antisepsie.

C'est pour faire de l'antisepsie locale que de Laroque, médecin à l'hôpital Necker, remit les purgatifs en honneur dans la fièvre typhoïde. Pour lui, les liquides dégénérés en contact avec le canal alimentaire, en amèneraient l'altération; ils pénétreraient dans l'organisme et produiraient les symptômes typhiques; il donne un purgatif par jour à ses malades et voit par ce traitement, la mortalité tomber à 10 %. Louis et Grisolle, qui ont essayé la méthode de de Larroque, ont également constaté sous l'influence de cette médication, une diminution notable de la mortalité. Piedagnel et Andral n'ont pas eu autant de succès.

Quoi qu'il en soit, la méthode évacuante ne saurait être érigée en principe dans la dothiénentérie; dès le début de la maladie ou même dans la suite, pour lutter contre une constipation opiniâtre, les purgatifs trouveront l'indication de leur emploi; mais il ne faut pas oublier qu'ils constituent un véritable danger par la diarrhée qu'ils sont susceptibles d'occasionner et par les perforations intestinales que les mouvements péristaltiques de l'intestin développés par leur présence peuvent déterminer (Gueneau-de-Mussy).

On se rappellera aussi que leur usage répété dans la fièvre typhoïde est encore une cause de débilitation.

Depuis que Selmi a découvert les ptomaïnes et que MM. Bouchard et Gauthier ont fait des recherches à ce sujet, on sait que dans les fièvres infectieuses, les alcaloïdes engendrés par la putréfaction sont des poisons violents qui, s'accumulant par rétention dans l'organisme y produisent ce que M. Bouchard appelle la stercorémie. Pour neutraliser ces produits toxiques, il emploie le charbon pulvérisé à dose de 100 grammes, mêlé à 200 grammes de glycérine; il obtient de cette façon la désinfection de l'intestin; mais si le charbon, par ses propriétés absorbantes, est un puissant désinfectant, ce n'est point un antiseptique. De plus, le charbon, donné en aussi grande quantité, amène de la constipation; M. Alb. Robin qui a essayé cette médication s'est heurté à la répugnance des malades à qui elle inspirait une véritable aversion.

Le meilleur agent d'antisepsie locale est celui qui, en sus de propriétés antipudriques incontestables, présentera un degré d'insolubilité suffisant pour pouvoir arriver à l'intestin sans modifications.

C'est pour cela qu'on a employé l'acide camphorique; d'après Fübringer, il diminuerait considérablement la portion des bactéries que renferment les matières fécales. Le sous-nitrate de bismuth a été administré dans le même but par Réal. Le sulfure de carbone a été vanté par M. Dujardin-Beaumetz comme un excellent anti-septique et un puissant désinfectant. L'iodoforme que M. Bouchard prescrivait concurremment au charbon et à la glycérine a été donné seul, en cachets, par M. le prof. Renaut qui en a signalé les heureux effets, notamment sur les ulcérations des plaques de Peyer qui, à l'autopsie d'un malade mort de la fièvre typhoïde, parurent comme saupoudrées de cette substance.

Dans ces derniers temps, c'est surtout au naphtol et à la naph-line que l'on s'adresse de préférence, comme étant les meilleurs agents de l'antisepsie locale.

En poudre et à une température ordinaire, la naphtaline n'a qu'une faible action sur le développement des micro-organismes de la putréfaction, mais son activité serait considérablement augmentée par la chaleur du corps et les mouvements péristalti-ques de l'intestin; elle désinfecte mieux les selles que le charbon iodoformé, mais elle est mal tolérée, occasionne des douleurs rénales et vésicales et irrite les voies urinaires. Le naphtol est moins irritant, mais sa saveur désagréable incommode fortement le malade. Fübringer, qui a essayé la naphtaline sur 50 malades, a constaté son impuissance à abréger la durée de la fièvre et à prévenir ou à atténuer les complications, les rechutes ou la mor-talité dans la dothiénentérie; de plus, l'examen bactériologique des matières fécales lui a permis de constater que 90,000 micro-organismes, par milligramme de matières fécales, résistaient à cet antiseptique. Gotze, qui pourtant croit avoir fait avorter par cette médication 17 fièvres typhoïdes sur 35, signale un cas d'intoxication survenu à la suite de l'administration de 7 gram-mes de naphtaline par jour. L'empoisonnement se traduisit par de l'abattement et du délire.

Dès que la nature microbienne de la fièvre typhoïde fut soup-çonnée, on pensa que le seul moyen de combattre cette affection

consistait à soumettre le nouveau microbe à l'action de nos divers
antiseptiques qui, s'ils étaient impuissants à le tuer, devaient du
moins en modifier la vitalité et en atténuer la virulence.

C'est dans ce but que la créosote fut préconisée par MM. Pécholier et Morache qui lui reconnurent une action avantageuse sur
la marche de la maladie; mais la substance qu'on utilisait sous
le nom de créosote n'était le plus souvent que de l'acide phénique impur; aussi M. Pécholier conseilla-t-il dans la suite de la
remplacer par ce corps. Nous verrons plus tard ce qu'il faut
penser de l'action antiseptique de l'acide phénique dans la fièvre
typhoïde.

On eu également recours aux mercuriaux : Serres et Kalb
signalèrent les excellents effets qu'ils obtinrent des frictions à
l'onguent gris; ils recommandent d'y avoir recours avant l'apparition des taches rosées lenticulaires, ce qui n'est pas toujours
facile. M. Rondot a obtenu des résultats très satisfaisants du
sublimé donné à la dose de quelques milligrammes. Ce médicament présenterait l'inconvénient grave de coaguler l'albumine, ce
qui doit forcément en entraver l'absorption.

Le calomel, entre les mains de Traube, de Wunderlich et de
Liebermeister parut abréger la durée de la fièvre typhoïde, mais
un sérieux reproche que l'on peut faire à la médication par les
mercuriaux, c'est la débilitation qui résulte de la cure hydrargi-
rique.

Aran dit avoir constaté une amélioration notable dans l'état de
plusieurs typhiques à qui il avait prescrit de 10 à 30 gouttes
de teinture d'iode. Hildenbran, conseilla un mélange d'iode et
d'iodure de potassium qui, essayé ensuite par Liebermeister, n'a
paru amener aucune modification notable dans la marche de la
maladie, bien que la mortalité ait été un peu moindre chez les
typhiques qui suivirent ce traitement.

La teinture d'eucalyptus n'a pas donné de résultats bien positifs dans la dothiénentérie; il en est de même de la belladone qui cependant, d'après Harley, aurait fait disparaitre souvent l'insomnie.

Le nombre considérable des médications employées pour combattre la fièvre typhoïde prouve suffisamment qu'aucune n'a complètement réussi ; mais si toutes ont été impuissantes à modifier avantageusement dans tous les cas la marche de la maladie, elles ont chacune leurs indications spéciales et peuvent rendre de réels services. Aussi n'en devrait-on proscrire aucune d'une façon systématique sous le prétexte qu'elle occasionne des accidents que souvent, avec un peu de prudence, on pourrait éviter, ou bien qu'elle amène des complications dues la plupart du temps à la maladie elle-même.

CHAPITRE II

L'acide phénique est un corps solide, cristallisé en longues aiguilles rhomboïdales; sa couleur est blanche, son odeur fade et aromatique, sa saveur âcre et caustique; il fond entre 34° et 35° et bout entre 187° et 188°; la lumière le brunit à la longue; il est très soluble dans l'alcool, l'éther et la glycérine, moins dans l'eau qui n'en dissout que de 5 à 6 %.

L'acide phénique du commerce contiendrait environ 20 % d'acide crésylique qui, d'après Calvert, lui donnerait sa coloration brune.

M. Blusson, dans sa thèse, fait remarquer que le phénol généralement employé en France est très fétide et que, même cristallisé, il contient des impuretés certainement toxiques. Il importerait donc, avant d'employer cette substance, de s'assurer de sa parfaite pureté, puisque, d'après Lucas Championnière, quand on se sert d'acide phénique très pur, les chances d'accidents seraient infiniment moindres.

Tout en reconnaissant que les substances étrangères, contenues parfois dans l'acide phénique, peuvent jouer un certain rôle dans les empoisonnements occasionnés par ce corps, nous savons qu'il est toxique par lui-même.

Il convient de se demander à quelle dose l'acide phénique produira son maximum d'action thérapeutique sans amener d'effets toxiques.

Lemaire, en 1865, considérait un gramme de phénol comme suffisant pour tuer un cheval (Déclat).

Tandis que M. Pécholier donnait de 0 gr. 25 à 0 gr. 50 d'acide phénique à ses malades. M. Desplats en prescrivait quelques années plus tard, jusqu'à 15 gr. à ses typhiques.

Nous croyons les doses de l'un insuffisantes, celles de l'autre dangereuses.

D'après M. Bouchard, l'équivalent thérapeutique de l'acide phénique serait de o gr. o5, ce qui porterait à 3 gr. la dose médicamenteuse pour un adulte. Si l'on a vu des intoxications se produire après l'absorption de 1 à 2 gr. de phénol, ces accidents sont rares et doivent être mis sur le compte d'une idiosyncrasie. Jusqu'à 5 gr. par jour, ce médicament ne nous semble pas dangereux, il n'en est pas de même des doses plus élevés qui, sans parler des empoisonnements qu'elles peuvent occasionner, amènent des frissons violents tels qu'on les a constamment observés chez les malades de M. Desplats. Bien que nous ne considérions pas ces frissons comme l'indice d'une intoxication, nous croyons, avec M. Van Oye, qu'ils sont préjudiciables au malade en favorisant les congestions pulmonaires. Aussi devra-t-on chercher à les éviter en prescrivant l'acide phénique à des doses moindres que celles employées par l'école de Lille.

M. Artigalas qui a soumis 105 typhiques à la médication phéniquée n'a observé que très rarement le frisson chez ses malades; il a prescrit cependant jusqu'à 5 grammes d'acide phénique par jour, en deux lavements; mais il faut remarquer qu'il avait affaire à des soldats, c'est-à-dire à des hommes dans la force de l'âge.

Nous croyons qu'on ne saurait, sans s'exposer à des accidents, donner plus de 5 grammes d'acide phénique par jour à un malade; et encore ne devra-t-on atteindre cette dose que dans le cas où la température restera élevée et alors que le médicament, donné en plus petite quantité, aura été insuffisant à conjurer le danger qui peut résulter d'une hyperthermie considérable.

Dès le début, les doses de o gr. 25 à o gr. 50 nous paraissent préférables aux doses massives; elles suffiront généralement à améner un abaissement notable de la température et pourront être augmentées plus tard s'il se produit une accoutumance de l'organisme au médicament.

Le degré de concentration auquel est administré l'acide phénique influe considérablement sur son mode d'action.

A 5 o/o et au-dessus, le phénol blanchit la peau et provoque, au point touché, une sensation de brûlure passagère; son action sur les muqueuses est la même. Administré en solution aussi concentrée, il agit sur la muqueuse gastro-intestinale en produisant de la gastralgie, des coliques, des nausées, des vomissements et de la diarrhée (Hoppe-Seyler).

Nothnagel et Rossbach, se basant sur ce fait que les substances albumineuses sont précipitées de leurs dissolutions par l'addition de 5 o/o de phénol, attribuent l'effet antiputride de l'acide phénique à son action sur l'albumine.

Sans partager l'opinion de ces auteurs, il est bon de retenir l'action du phénol sur les albuminoïdes et de ne le prescrire qu'en solution faible; celle au 100° nous paraît la meilleure.

Il n'est pas indifférent non plus de donner l'acide phénique par telle voie plutôt que par telle autre. Chaque mode d'administration présente, en effet, ses avantages et ses inconvénients.

Lemaire a constaté que l'acide phénique, appliqué sur la peau, était rapidement absorbé et produisait chez l'homme des phénomènes d'ivresse. Il rapporte, d'après Brown, le fait suivant :

« Un chien, atteint d'une maladie cutanée qui lui faisait perdre tout son poil, fut badigeonné avec un mélange d'acide phénique et de glycérine. Au bout de quelques minutes, le chien tomba en arrière, sans connaissance, en proie à des convulsions et sembla être sur le point d'expirer. Des lotions avec l'eau savonneuse, des douches d'eau froide furent sans effet ; les symptômes persistèrent pendant quelques heures puis se calmèrent peu à peu et l'animal se rétablit ».

M. Hoppe-Seyler relate l'observation de deux garçons menui-
siers qui s'étaient servis d'une solution phéniquée forte pour se
guérir de la gale; à peine la friction était-elle terminée que l'un
d'eux poussa un cri, tomba sans connaissance et mourut au bout
de peu de temps.

Les faits que nous venons de signaler prouvent le pouvoir
d'absorption de la peau dont l'épiderme a été plus ou moins
modifié.

On ne devra recourir à la méthode endermique que devant
l'impossibilité absolue de s'adresser aux autres voies d'absorption.
Elle présente de réels inconvénients dont le plus sérieux est la
difficulté du dosage; utile seulement pour l'administration de certaines substances qui agissent à doses minimes, elle devient
impraticable dans la médication phéniquée où il est souvent nécessaire, pour arriver à produire des effets antithermiques satisfaisants, de faire absorber au malade jusqu'à 2 et 3 gr. du
médicament.

La méthode hypodermique ne nous semble pas pratique non plus
pour le traitement phéniqué de la fièvre typhoïde; nous venons de
voir que le phénol, en solution concentrée, c'est-à-dire jusqu'à 5 %,
était caustique et coagulait l'albumine ce qui forçait à recourir
aux solutions faibles; il faudrait donc multiplier considérablement
le nombre des injections pour faire absorber au malade une quantité
suffisante du remède. C'est ainsi qu'en se servant d'une solution
au 1/20 et de la seringue de Pravaz, il ne faudrait pas moins de
25 à 30 injections pour arriver à un résultat.

A côté de cet inconvénient que présente la méthode hypodermique, elle a pour elle la facilité du dosage et la rapidité de l'absorption.

M. Barbier accuse les injections sous-cutanées de produire fré-
quemment des éruptions furonculeuses et des eschares; cet auteur
est le seul à signaler ces accidents qui n'ont été constatés qu'excep-

tionnellement par tous ceux qui ont eu recours à la méthode hypodermique pour administrer l'acide phénique.

Les injections sous-cutanées pourront cependant rendre des services dans les cas d'intolérance stomacale et quand les lavements ne seront pas gardés par le malade.

La voie stomacale est celle qui se présente la première comme facilité d'ingestion; elle permet de fractionner à volonté les doses du médicament; mais l'estomac ne tolère pas toujours l'acide pénique dont l'odeur désagréable et le mauvais goût provoquent des nausées et des vomissements. D'un autre côté, la lenteur de l'absorption est encore un inconvénient de ce mode d'administration.

L'acide phénique, donné à faibles doses, en sirop avec l'essence de citron comme correctif, est assez facilement accepté par le malade; il désinfecte les matières fécales comme l'ont reconnu MM. Pécholier, Ramonet, Fournier et plus récemment le docteur Gramshaw. On pourrait donc prescrire avantageusement le médicament par la bouche en même temps qu'on le donnerait en lavements à des doses plus fortes.

C'est surtout par la voie rectale qu'on administre l'acide phénique dans la fièvre typhoïde. Déclat a constaté que les lavements phéniqués occasionnaient des douleurs occipitales qui n'étaient pas observées quand le phénol était administré d'une autre façon. Cet auteur a été le seul à faire cette remarque.

Les lavements peuvent être rendus en totalité ou en partie; dans ce dernier cas, il est difficile de juger de la quantité qui a été absorbée. Il peut arriver enfin qu'une incontinence absolue des matières ne permette pas de recourir à ce mode d'absorption.

Les résultats constatés lorsque le médicament a été administré par voie rectale sont excellents. C'est un bon mode d'administration qui trouve son indication dans le traitement de la fièvre typhoïde.

Il découle de ce qui précède que le phénol doit être employé absolument pur et à des doses qui ne dépasseront jamais 4 ou 5 grammes par jour. Il faudra, dans tous les cas, tâter la susceptibilité du malade pour le médicament en commençant par des doses de 0gr. 25 à 0gr. 50 qui seront progressivement élevées suivant les indications. La voie rectale est la plus sûre; c'est la seule qui permette d'administrer l'acide phénique en quantité suffisante pour lutter contre l'hyperthermie.

CHAPITRE III

Bien avant que personne n'eût songé à introduire l'acide phénique dans la thérapeutique, on avait cependant utilisé, dans diverses affections, les propriétés antiseptiques de cette substance. C'est en effet à l'acide carbolique que, d'après Calvert, le goudron de houille doit son action désinfectante.

Chaumette, dès 1815, avait reconnu l'action antiputride du goudron et, quelque temps après, le docteur Bayard composait une poudre désinfectante, mélange de plâtre, d'argile, de sulfate de fer et de goudron de houille, dont il faisait connaître les nombreuses applications; « mais, dit Parisel, la médecine n'avait pas honoré du moindre regard le goudron de houille et la pharmacie le consignait à la porte ».

C'est en 1859 que Demeaux employa, dans le pansement des plaies, une poudre de plâtre et de goudron minéral préparée par M. Corne, vétérinaire, et à laquelle il donna le nom de coaltar.

Avec M. Velpeau pour parrain, le coaltar fut présenté à l'Académie des sciences; il eut tout d'abord un grand succès.

L'émulsion saponinée de Le Beuf remplaça avantageusement la poudre de Corne et Demeaux; vulgarisée par Lemaire, elle donna d'excellents résultats dans le pansement des plaies.

Calvert avait pensé que les propriétés désinfectantes du coaltar étaient dues à l'acide phénique et Bouchardat écrivait en 1860, dans les annales de thérapeutique : « Je suis convaincu qu'on emploiera le phénol au lieu du goudron de houille dont la composition est très variable ».

Lemaire, en 1863, dans un ouvrage intitulé : « de l'acide phénique et de ses applications à l'industrie, à l'hygiène, aux sciences anatomiques et à la thérapeutique » indique les propriétés de cette substance.

Déclat revendique énergiquement la priorité de l'emploi de l'acide phénique dans un but thérapeutique; c'est lui qui, le premier, s'en servit dans le pansement des plaies. Maisonneuve à qui il fit part des résultats merveilleux obtenus par cette médi-cation l'essaya à son tour, ce n'est qu'après avoir constaté les bons effets du traitement phéniqué dans le service de Maisonneuve que Lemaire l'employa.

Quoi qu'il en soit de la légitimité des revendications de Déclat, on ne saurait lui refuser le mérite d'avoir puissamment contribué à vulgariser l'acide phénique dont il fit, pour ainsi dire, une panacée universelle.

Devant les résultats avantageux obtenus par la chirurgie grâce à la médication phéniquée, la médecine chercha, à son tour, à tirer parti des propriétés du nouveau médicament.

Il serait trop long de donner la liste des nombreuses affections dans lesquelles le phénol a été employé; Déclat, dans son ouvrage sur l'acide phénique, en fait une longue énumération.

C'est comme agent antizymotique qu'on fit intervenir l'acide phénique dans le traitement des diverses maladies; son emploi semblait donc tout indiqué dans la fièvre typhoïde. Déclat, Pécho-lier et Morache cherchèrent, en effet, à utiliser les propriétés antifermentescibles du médicament dans cette affection dont la nature microbienne était alors, sinon entièrement démontrée, du moins fort probable; les résultats obtenus furent satisfaisants.

Béchamp avait observé en 1854, que les germes apportés par l'air trouvaient dans une solution sucrée un milieu favorable à leur développement et que le ferment était produit, dans ce cas, par la génération des végétations mycétoïdes. Quelques années plus tard, ayant ajouté à de l'eau sucrée, de la créosote, il cons-

tata qu'en présence de cette substance les moisissures ne se déve-
loppaient pas et que le sucre restait intact. Il remarqua aussi que
chaque germe avait ses ennemis spéciaux et tandis que l'arsenic se
montrait impuissant contre les moisissures, l'acide phénique était
leur adversaire approprié.

Déclat, considérant la fièvre typhoïde comme une maladie à
ferments, lui appliqua la médication phéniquée. Il administrait, dès
le début, de 2 à 3 centigrammes de phénol à ses typhiques; il porta
ensuite la dose à 10 et à 15 centigrammes, et alla plus tard jusqu'à 50 et 75 centigrammes. Il remarqua que, sous l'influence de
ce médicament, les symptômes de putridité diminuaient sensiblement et que les garde-robes perdaient beaucoup de leur fétidité
particulière.

En 1868, M. Pécholier institua à l'hôpital Saint-Éloi ce qu'il
appela le traitement antizymasique de la fièvre typhoïde; la créosote
fut choisie. Il conseilla, dans la suite, de remplacer cette substance par l'acide phénique, la créosote du commerce n'étant le
plus souvent que du phénol impur. Il prescrivit plus tard l'acide
phénique sous son véritable nom et en donnait de 25 à 30 centigrammes en potion, et 50 centigrammes en lavements. Voici ce
qu'il a observé à la suite de cette médication : « Dans tous
les cas, et ils ont été nombreux, où les malades sont arrivés
assez tôt à l'hôpital pour que nous ayons pu agir sur eux dès
le début de la maladie ou du moins à une période rapprochée
du début, la médication instituée par nous a eu une action
très efficace pour diminuer l'intensité de la fièvre et raccourcir
sa durée ».

Vulpian, Bouchard et Siredey avaient également en vue l'action
antizymotique de l'acide phénique quand ils le prescrivaient à
leurs malades. Ils espéraient, par ce moyen, désinfecter les selles
des typhiques; mis en éveil par les propriétés antithermiques de
ce médicament, ils ont constaté qu'un abaissement de température

en accompagnait l'administration; mais ils recherchaient moins les effets antipyrétiques du remède que son action antiseptique et ils regardaient la chute de la température comme étant la consé-quence de cette dernière.

M. Fournier eut aussi recours à l'action antiputride de l'acide phénique : « Les selles des typhiques, écrit-il, ont généralement une odeur caractéristique; dans une de mes salles renfermant 30 lits, tous occupés à certains moments par des malades atteints de fièvre typhoïde malgré tous les soins usités en pareils cas, il était difficile de supprimer l'odeur. Nous y sommes arrivé en faisant prendre, lorsque l'encombrement des salles était considé-rable, à chaque malade, une cuillerée à soupe de sirop phéniqué formulé de la façon suivante : sirop d'écorces 400 grammes, acide phénique 5 grammes ».

Tout récemment, M. Gramshaw vantait, dans le journal « The Lancet » les bons effets de l'acide phénique dans la fièvre typhoïde. Bien qu'il ait signalé l'action de ce médicament sur la tempéra-ture, les doses auxquelles il le prescrivait étaient impuissantes à produire des effets antithermiques certains; c'était surtout comme antiseptique qu'il avait recours à cet agent. M. Gramshaw attribue à l'acide carbolique les résultats avantageux qu'il a obtenus.

« Les bons effets de cette médication sont presque immédiats, écrit-il; en deux jours le pouls devient moins fréquent et plus fort, la température tombe, la langue est humide, la diarrhée cesse et l'état général du malade est tellement amelioré que, dans une semaine tout danger a disparu et que la maladie évolue doucement vers la guérison ».

Et plus loin : « Je ne saurais prouver si l'acide carbolique agit en arrêtant la production des germes morbides ou en les détrui-sant; mais je crois fermement que les résultats obtenus par ce médicament sont dus à l'une de ces deux causes ».

Depuis longtemps on avait constaté l'action antithermique de l'acide phénique; mais ce fut M. Desplats, de Lille, qui le premier pensa à l'utiliser dans ce but. Les avantages qu'il retira de cette médication, en abaissant la température de ses typhiques, furent incontestables; les résultats obtenus furent consignés dans deux mémoires et dans les thèses de plusieurs de ses élèves. Tout d'abord, il y eut un véritable engoûment pour le nouveau remède; l'acide phénique fut employé avec succès dans plusieurs hôpitaux et l'on vit, sous son influence, la mortalité, dans la fièvre typhoïde, diminuer d'une façon notable. Mais, de même qu'il avait ses parti ans, le traitement phéniqué compta bientôt de nombreux adversaires. On trouva à l'acide phénique des inconvénients sérieux; on lui imputa de véritables méfaits, si bien qu'aujourd'hui ce médicament est généralement abandonné et qu'il faut même un certain courage pour oser prendre sa défense.

Avant de parler des observations qui font le sujet de notre thèse, nous allons dire un mot des phénomènes qui accompagnent ordinairement l'administration de l'acide phénique et passer en revue les nombreuses objections faites au sujet de l'emploi de la médication phéniquée dans la fièvre typhoïde.

Un typhique a une température de 40°; on lui donne un lavement phéniqué à 50 centigrammes ou à 1 gramme, que va-t-il se passer?

« 10 à 15 minutes après l'administration du lavement, la peau devient le siège d'une hyperthermie localisée à la face et au cou ou s'étendant à toute la surface du corps; cette fluxion cutanée est rapidement suivie de sueurs partielles ou générales, modérées ou profuses. Bientôt la température fléchit et subit une dépression qui peut aller jusqu'à 2 degrés. La bouche et les narines s'humectent; la langue dépouille son aspect rigide et corné pour devenir souple et humide.

» Les symptômes cérébraux (céphalalgie, bourdonnements d'oreilles, surdité, agitation, délire, stupeur) s'apaisent ou cessent momentanément, le pouls et la respiration se ralentissent d'une façon sensible. Les malades sont dans un état de bien-être que d'ordinaire ils ne manquent pas d'accuser avec une certaine satis- faction. Ce répit dure de une à trois heures ; puis la scène change : la peau se décolore, les sueurs s'arrêtent ; la langue devient sèche ainsi que les narines ; les symptômes cérébraux reparaissent, le pouls et la respiration s'accélèrent et le thermomètre remonte rapidement à son niveau primitif qu'il dépasse même parfois » (Ramonet).

Ces phénomènes sont en tous points semblables à ceux constatés chez les typhiques dont nous donnons plus loin les observations. Pas plus que M. Ramonet, M. Artigalas n'a observé le frisson que signale M. Desplats et sur lequel nous reviendrons quand nous passerons en revue les reproches adressés à la médication phéniquée.

Transformer la fièvre continue en fièvre discontinue est un des avantages de ce mode de traitement ; si l'on ajoute que l'état général du malade est amélioré et que la courbe de la fièvre typhoïde se trouve abaissée dans son ensemble, on comprendra l'action salutaire que l'acide phénique peut exercer dans la fièvre typhoïde.

On reproche à ce médicament :

1º *La durée fugace de son action.* — L'action de l'acide phénique sur la température est de courte durée, cela est vrai ; aussi, à Lille, donnait-on un lavement phéniqué toutes les trois heures. Mais les doses de 10 à 15 grammes de phénol que par ce procédé M. Des- plats administrait à ses typhiques, nous semblent d'une grande hardiesse ; nous ne saurions les conseiller. C'est pour obvier à l'inconvénient résultant de l'action trop fugace de ce médicament que le professeur de Lille eut l'idée de recourir aux injections continues pratiquées à l'aide d'un siphon ; ce procédé ne lui a pas réussi et son élève, M. Maquart, le condamne absolument dans sa thèse.

La plupart des agents auxquels on a eu recours pour abaisser la température dans la fièvre typhoïde n'offrent pas plus de garantie que l'acide phénique sous le rapport de la persistance des effets antithermiques. L'action de l'acide salicylique, de l'antipyrine, des bains froids, etc., sur la température est, pour le moins, aussi fagace que celle du phénol.

Et d'ailleurs, nous ne présentons pas la médication phéniquée comme un traitement abortif dans la dothiénentérie ; bien que la fièvre ne soit qu'un symptôme de cette affection, ce symptôme est trop constant pour que l'on ait l'espoir de le faire disparaître, si ce n'est en arrêtant la maladie elle-même ; or, nous reconnaissons sans peine que, pas plus que les autres agents thérapeutiques, l'acide phénique ne saurait jouer le rôle de médicament abortif dans la fièvre typhoïde.

Nous croyons que le moyen le plus efficace de s'opposer à l'inconvénient résultant du peu de durée de l'action antithermique de l'acide phénique, consiste à donner d'abord ce médicament à des doses peu élevées de façon à pouvoir les augmenter plus tard si le besoin s'en faisait sentir ; il est aussi très important de les fractionner suffisamment afin que la répétition des doses supplée à la rapidité de l'élimination.

2° *L'acide phénique agit comme toxique en abaissant la température.* — On a dit que le phénol, étant un poison, déterminait chez les malades des effets toxiques. On pourrait faire le même reproche à la plupart des substances actives qui deviennent toxiques dès qu'on vient à en exagérer la dose.

Si l'acide phénique agissait sur la température en produisant une intoxication, les phénomènes observés à la suite de son administration ressembleraient à ceux signalés dans les cas d'empoisonnements phéniqués qu'on a produits expérimentalement sur les animaux ou qui sont survenus accidentellement chez des malades soumis au traitement par l'acide phénique. Nous allons voir s'il en est ainsi.

A doses élevées, Lemaire a vu, une ou deux minutes après l'ingestion du poison, les animaux tomber sur le flanc, présenter tous les signes d'une violente agitation, être pris de convulsions intenses dont tous les muscles de la poitrine et de l'abdomen paraissaient être le siège; la sensibilité cutanée était très diminuée; quant à celle de la conjonctive, elle était complètement abolie. Ce même observateur a noté une salivation très abondante; il ne se produisit pas de vomissements, mais il constata de la suppression des matières fécales et de l'anurie.

MM. Paul Bert et Jolyet ont observé les mêmes phénomènes à la suite de l'intoxication phéniquée chez le lapin. Les convulsions constituent un des caractères les plus constants de l'empoisonnement par l'acide phénique chez les animaux; elles ont été signalées par tous les auteurs et nous-même, dans nos expériences sur les lapins, nous les avons constatées toutes les fois que la dose de phénol était supérieure à 20 centigrammes; les doses de 10 et 15 centigrammes produisaient du tremblement et des contractions fibrillaires siégeant surtout dans les muscles lombaires et dans ceux des membres postérieurs. Les convulsions seraient donc, chez les animaux, un des premiers symptômes de l'intoxication phéniquée.

Chez l'homme, l'empoisonnement par l'acide phénique ne s'accompagne que très rarement de convulsions; c'est à peine si on les a constatées dans quelques cas. Cela prouverait simplement que les intoxications produites chez l'homme n'ont pas été assez sérieuses; ces phénomènes n'auraient pas manqué de se produire tout aussi bien que chez les animaux si les doses avaient été plus élevées.

Les premiers symptômes de l'intoxication phéniquée, chez l'homme, sont de l'ébriété, de la céphalalgie, de l'hématurie et du collapsus.

Chez les typhiques soumis au traitement phénique, voici ce qu'a observé M. Desplats : « Sous l'influence de cette médication, on voit apparaître des sueurs plus ou moins abondantes, le malade éprouve une vive sensation de chaleur, la circulation périphérique est activée, la face se congestionne et on ne tarde pas à constater une amélioration notable de l'état général. Tel typhique qui était abattu, la langue sèche, les gencives saignantes, devient gai, causant, naturel après l'administration du remède ».

Cet état persiste de 1 à 3 heures.

Dans cette description faite par M. Desplats et qui est d'ailleurs la répétition exacte de ce que tous ceux qui ont employé la médication phéniquée ont observé, nous ne voyons rien qui ressemble aux signes de l'empoisonnement le plus léger.

Le frisson et le tremblement qui se produisent quelquefois au moment où la température recommence à monter ne peuvent être considérés comme des phénomènes d'intoxication, car ils se manifestent justement au moment où les effets toxiques devraient diminuer ; c'est en effet 2 ou 3 heures après l'administration du médicament qu'on observe ces frissons ; c'est-à-dire au moment où le poison est en grande partie éliminé. Voici d'ailleurs l'opinion de M. Pécholier : « Pour l'homme adulte si les phénomènes toxiques peuvent se montrer dès que la dose d'acide phénique dépasse 5 gr. en une seule fois, c'est surtout lorsqu'elle atteint 20 gr. qu'ils prennent une grande intensité ». On le voit, nous sommes loin des doses médicamenteuses, personne, pas même M. Desplats, qui cependant prescrivait le phénol « largâ manu » n'a administré 5 grammes de ce médicament en une seule fois. Les doses de 50 centigrammes ne sauraient donc, à plus forte raison, être regardées comme dangereuses à moins qu'on n'ait affaire à une idiosyncrasie remarquable.

Nous nous refusons enfin à voir dans les phénomènes qui accompagnent la médication phéniquée les signes d'une intoxication analogue à celle que produisent l'opium, l'acide cyanhydrique, la jusquiame, la digitale, la belladone, le tabac, l'euphorbe, le camphre, l'alcool et de nombreux acides très dilués qui agissent comme poisons en abaissant la température (Brown-Séquard).

3° *Frissons*. — On a reproché à l'acide phénique de produire du frisson au moment où le thermomètre remontait. Tous les auteurs ne sont pas d'accord sur ce point.

M. Ramonet ne l'a constaté chez les typhiques soumis à la médication phéniquée, qu'une seule fois sur 41 observations.

La fréquence du frisson constituerait, d'après M. Van Oye, un des plus sérieux écueils du traitement par l'acide phénique. Ce n'est pas impunément, dit-il, que l'on peut provoquer dans l'organisme de telles perturbations circulatoires; l'accumulation et la concentration du sang dans les organes internes amènent des congestions intenses dont on ne saurait se dissimuler la gravité.

M. Ramonet ne croit pas non plus que ces frissons soient exempts de dangers par suite de la secousse énergique qu'ils impriment à l'organisme et des congestions viscérales qu'ils sont susceptibles d'entraîner.

On ne peut pas cependant, ainsi que nous l'avons dit plus haut, considérer le frisson qui accompagne l'ascension thermique comme un symptôme d'empoisonnement : jamais, en effet, il ne se produit au moment où l'abaissement de la température indique que l'acide phénique agit; il se manifeste seulement à la fin de l'action antipyrétique du médicament; de plus, on l'arrête en donnant une nouvelle dose de phénol et enfin, on ne l'observe pas dans les cas de collapsus qui indiquent une action intense de l'agent thérapeutique.

Ce frisson peut être comparé à celui qui marque le début des accès de fièvre intermittente. On peut facilement l'éviter en prescrivant l'acide phénique à des doses modérées : c'est ainsi que, dans la première série des observations publiées dans la thèse de M. Van Oye, les malades n'ayant eu qu'un ou deux grammes de phénol par jour, on constata un abaissement de la température, mais les frissons manquèrent. Dans la deuxième série des observations au contraire, où l'on voit le médicament prescrit à des doses élevées, ils font rarement défaut.

M. Artigalas n'a jamais observé de frisson à la suite du traitement phéniqué auquel il soumettait ses typhiques; il a seulement observé parfois de légers tremblements; il est vrai qu'il n'a dépassé que très rarement la dose de trois grammes par jour et que ses malades étaient des adultes, tous vigoureux.

4° *Sueurs*. — On dit encore que les sueurs profuses qui se produisent après l'administration de l'acide phénique affaiblissent singulièrement le malade et constituent pour lui un danger sérieux.

M. Raymond ayant observé, après le lavement phéniqué, une fluxion de la peau suivie d'une sudation générale débutant par la face, eut l'idée d'injecter 1/2 milligramme d'atropine; il vit alors la sueur disparaître, ce qui n'empêcha pas l'abaissement de la température d'être constant. Les malades supportèrent très bien ces suppressions de sueurs et jamais M. Raymond n'eut à se repentir d'avoir agi ainsi.

Nous verrons plus tard que les sueurs sont pour peu de chose dans l'abaissement de la température produit par la médication phéniquée.

5° *Collapsus*. — On reproche à l'acide phénique d'amener de l'hypothermie, même à faibles doses.

M. Royer, dans sa thèse, signale le cas d'une femme traitée dans le service de M. Bouchard, chez laquelle, après un lavement phéniqué à un gramme, on observa une chute de la température à 36,7, le pouls était à 96, et il se manifesta des symptômes comateux; mais la malade avait pris dans la même soirée, en plus de son lavement phéniqué, 2 grammes de chloral et 2 grammes de sulfate de quinine; elle avait eu en outre, dans la matinée, 2 verres d'eau de Sedlitz.

Il devient difficile de faire la part qui revient à chaque substance dans cette intoxication ; le chloral, la quinine et même le purgatif, par leur action déprimante sur le système nerveux, ont bien pu être les causes déterminantes d'un accident qui ne serait peut-être pas arrivé sans eux.

M. Fournier a observé du collapsus, chez un enfant, après un lavement phéniqué à 50 centigrammes.

M. Blusson, dans sa thèse sur les accidents consécutifs à l'emploi de l'acide phénique en thérapeutique, signale de nombreux cas d'hypothermie; mais la plupart ont été occasionnés par l'usage externe du médicament. Le phénol, administré à l'intérieur à doses modérées, c'est-à-dire de 1 ou 2 grammes, a rarement produit des phénomènes de collapsus.

M. Valude publie, dans la *France médicale*, un cas d'empoisonnement accompagné de collapsus et de convulsions, qui fut observé chez un jeune homme de 16 ans, à la suite d'un lavement phéniqué à 25 centigrammes, dans une fièvre typhoïde. La chose nous semble étrange; bien que le sujet fût jeune, nous ne croyons pas qu'une dose aussi faible d'acide phénique ait pu amener de semblables accidents.

M. Desplats n'a noté que quatre cas de collapsus survenus chez ses typhiques; ils se sont tous produits à la suite d'erreurs dans l'administration du remède. Cet accident survient ordinairement chez les femmes et chez les enfants qui sont bien plus sensibles que l'homme à l'action du médicament, étant donné l'excitabilité toute particulière de leur système nerveux.

M. Artigalas, qui a traité par l'acide phénique plus de 100 typhiques et a prescrit jusqu'à 5 gr. par jour de cette substance, n'a jamais observé d'accident de collapsus chez ses malades.

En résumé, l'hypothermie occasionnée par l'acide phénique donné à doses médicamenteuses et prudemment administré, est extrêmement rare. Pour éviter cet accident, il est bon de débuter

par des layements de 0,25 centigrammes; on pourra augmenter
ensuite progressivement la dose suivant les indications.

6° *Cachexie phéniquée.* — M. Ramonet a décrit une cachexie
qui se manifesterait, d'après lui, pendant la convalescence des
malades traités par l'acide phénique. Il l'attribue aux sueurs jour-
nalières et surtout à la destruction des globules sanguins; nous
nous réservons de revenir plus tard sur cette question.

M. Menou rapporte, dans sa thèse, les expériences de M. Alb.
Robin, qui tendent à démontrer que le phénol augmente considérablement la tendance à la déminéralisation de l'organisme en
soufre et en potasse; d'où cette déduction que le malade s'ache-
mine vers l'inanition minérale; il conclut à la proscription de
l'acide phénique.

Pour ce qui est de la déperdition en soufre que subirait l'organisme par suite de la médication phéniquée, il a été démontré que
toutes les fois qu'il y avait élimination de phénol par les urines,
elles étaient moins riches en sulfate par le fait qu'ils étaient
éliminés sous une autre forme; on sait, en effet, que l'acide
phénique se transforme dans l'organisme en acide phénylsulfu-
rique. Qu'importe, dès lors, si le soufre doit être éliminé, qu'il
le soit d'une façon plutôt que d'une autre.

Il nous paraît difficile de déterminer mathématiquement,
comme le veut faire M. Robin, la part qui revient au traitement
phéniqué dans la perte en soufre et en potasse que subit l'économie pendant une fièvre typhoïde.

La cachexie phéniquée, décrite par M. Ramonet, n'a été signalée que par lui; l'adynamie n'est-elle pas la règle, dans la dothiè-
nentérie, quelle que soit la médication employée?

Quant à la durée de la maladie, elle n'a pas paru être prolongée par le fait du traitement à l'acide phénique; elle a semblé,
au contraire, dans certains cas, avoir été abrégée d'une façon
notable.

Pourquoi enfin, être aussi sévère pour l'acide phénique tout particulièrement quand de nombreux agents thérapeutiques, journellement employés, présentent les inconvénients signalés par M. Robin?

7° *Faible action antiseptique.* — On ne saurait compter sur les propriétés antiseptiques de l'acide phénique, car il est le quarante-troisième agent de la série, par ordre d'importance.

M. Miquel a, en effet, relégué le phénol à un rang tout à fait inférieur dans la classification qu'il donne des agents antifermentescibles; pour cet auteur ce serait seulement un bon antiputride. Les expériences de laboratoire sont bien difficilement comparables à l'action observée au lit du malade.

Nous croyons qu'on ne peut pas établir une classification mathématique des antiseptiques basée sur leur degré d'activité. La même substance a des influences différentes suivant les germes; M. Bucholtz a démontré que le tabac constituait, pour certaines bactéries, un milieu favorable alors qu'il empêchait le développement des autres.

L'asepsie produite par les antizymotiques est extrêmement variable, comme l'ont démontré les travaux de Koch et de Ratinoff, suivant chaque microorganisme, ses milieux de culture, son état de germe ou de complet développement.

« Comme ils ont des aptitudes colorantes spéciales, les schizomycètes doivent avoir également des susceptibilités thérapeutiques propres à chacun d'eux, dit M. Artigalas dans son ouvrage sur *les Microbes pathogènes* ».

On ne peut donc pas dire d'un antiseptique qu'il occupe tel ou tel rang, à moins que ce ne soit relativement à un microbe particulier et encore avec les réserves que nous avons faites plus haut.

Que nous importe, du reste, qu'il y ait quarante-deux substances plus actives comme antiseptiques, si l'acide phénique a une action antipyrétique que les autres n'ont pas ou possèdent à un plus faible degré?

8° *Nausées, vomissements.* — L'acide phénique, administré par l'estomac, provoque des nausées et des vomissements chez les malades.

Cela est parfaitement exact; aussi doit-on employer cette substance en lavements ou en injections hypodermiques.

Combien d'autres médicaments qui ne sont pas tolérés par l'estomac!

9° *Mort subite.* — On aurait constaté des cas de mort subite chez des typhiques traités par l'acide phénique.

N'a-t-on jamais vu de morts subites chez les typhiques soumis à une autre médication? De nombreuses observations montrent la fréquence de cet accident dans la dothiénentérie. Il est vrai que MM. Paul Bert et Jolyet ont cité deux cas de mort subite survenue chez des animaux par arrêt des ventricules; mais ils font observer que la dose absorbée avait été très forte et d'ailleurs il ne faut jamais assimiler une expérience de laboratoire, chose toujours brutale, à l'action thérapeutique d'un médicament. Pareille serait l'erreur de celui qui, pour fixer les propriétés de la digitale, empoisonnerait un animal avec cette substance. Ces mêmes auteurs ont constaté également, dans leurs expériences, des kérato-conjonctivites purulentes; jamais ces accidents n'ont été observés chez l'homme à la suite du traitement phénique.

On reproche encore à l'acide phénique d'amener des intoxications chroniques chez les sujets qui en prennent pendant un temps assez long.

M. Ferrand, en 1876 et M. Blusson en 1884 qui étudièrent les empoisonnements produits par l'acide phénique parlèrent de ces intoxications; mais ils avouent qu'ils n'en ont nulle part trouvé d'observations chez l'homme.

10° *Mélanurie.* — On a remarqué depuis longtemps la coloration particulière que prenaient les urines chez les malades soumis au traitement phéniqué.

Pour M. Van Oye la teinte brune caractéristique serait constante à la suite de l'absorption de l'acide phénique; elle ne lui a paru manquer que dans les cas où l'urine, recueillie dans des vases malpropres, avait pris rapidement la réaction alcaline. Après des doses moyennes (1 gramme, 1ᵉ50,) l'urine émise a sa couleur naturelle, ce n'est que par une exposition prolongée à l'air que la teinte noirâtre apparaît.

M. Ferrand émet l'opinion que l'acide phénique des hôpitaux de Paris, qui est presque pur, ne donne jamais lieu après ingestion à l'émission d'urines brunes; celles-ci ne seraient colorées ni par l'acide phénique ni par l'acide crésylique, mais par l'acide xylique. M. Méhu croit également que l'acide phénique à peu près pur ne brunit pas à l'air et ne donne pas lieu à l'émission d'urines brunes.

M. Van Oye leur objecte que le phénol dont il se servait était très pur; ce qui n'empêchait pas les urines d'être colorées.

Bowmann et Preuss attribuent la teinte brune des urines à la présence d'un dérivé secondaire de l'acide phényl-sulfurique, à l'hydroquinone. Pour Bill et Salkowski ce serait la quinone qui causerait cette coloration.

Si on ajoute, dit Bowmann, à de l'urine fraîche de l'hydroquinone, la couleur de l'urine devient peu à peu brune, puis noire, comme celle des malades qui ont absorbé de l'acide phénique.

Pour M. Ramonet la coloration des urines serait due à une véritable hémoglobinurie provoquée par l'action destructive du phénol sur le globule sanguin.

Bardeleben n'admet pas que la teinte foncée des urines constitue un symptôme d'intoxication quand ce caractère se présente isolément; cette coloration n'est d'ailleurs nullement en rapport avec le degré d'intoxication (Baumann et Sonnenburg).

Nous croyons que la teinte brune des urines n'indique pas une

intoxication; elle prouve simplement que l'acide phénique est éliminé. On comprend que dans les cas d'empoisonnement, la quantité du phénol absorbé étant plus grande, celle éliminée sera aussi
plus considérable et partant, les urines plus foncées.

La coloration noire que les urines revêtent parfois n'est qu'une
exagération de la teinte brun-clair observée après l'administration d'une dose modérée d'acide phénique.

Nous ne partageons pas l'opinion de M. Ramonet qui regarde
cette coloration brune comme due à une hémoglobinurie. M. Van
Oye a observé une teinte légèrement brune à ses urines après
l'absorption de 0,30 centigrammes d'acide phénique; or, il nous
paraît douteux que 30 centigrammes de ce médicament aient
une action assez puissante sur le globule sanguin pour qu'on
puisse attribuer à sa destruction et à son élimination la teinte
brun clair que présentèrent les urines dans ce cas.

Quoi qu'il en soit de la cause qui la produise, la mélanurie,
en montrant que l'organisme est à peu près saturé par le médicament, indique qu'il faut le supprimer, momentanément du moins,
si on ne veut pas s'exposer aux dangers d'une intoxication.

Quelques auteurs ont signalé des néphrites chez les typhiques
traités par l'acide phénique. Nous connaissons fort peu d'observations qui justifient ce reproche; nous croyons cependant que
l'on doit surveiller le rein des malades soumis à cette médication
et, dans le cas où cet organe serait malade, cesser le traitement
phéniqué. Quant à l'albuminurie, c'est une complication si fré-
quente dans la fièvre typhoïde qu'on ne saurait véritablement
accuser l'acide phénique de la produire.

Pour ce qui est des dégénérescences viscérales que causerait
la médication phéniquée, nous pensons qu'il est en effet possible
que l'acide phénique détermine à la longue de la dégénérescence
graisseuse des viscères. Les expériences faites à ce sujet n'ont pu
être concluantes, comme le dit fort bien M. Maquart dans sa
thèse; on n'employa jamais d'animaux témoins.

COMPLICATIONS PULMONAIRES

Nous en arrivons à l'un des principaux reproches faits à la médication phéniquée dans la fièvre typhoïde; tous ses adversaires ont été unanimes à reconnaître qu'elle favorisait les congestions pulmonaires.

Il résulte, en effet, des expériences faites sur les animaux, qu'on a constaté souvent des lésions pulmonaires à la suite d'intoxications phéniquées.

Un chien auquel Lemaire avait fait avaler 3 grammes d'acide phénique a succombé trois jours après. A l'autopsie, qui fut faite par Vulpian, les poumons présentèrent des noyaux disséminés de pneumonie.

Le même auteur constata également que des animaux d'espèces différentes, auxquels il avait administré de l'acide phénique, rendirent par la bouche des spumosités sanguinolentes.

MM. Paul Bert et Jolyet ont observé des lésions analogues à celles signalées par Lemaire : ayant intoxiqué un chien par une forte dose d'acide phénique, l'animal qui avait repris les apparences de la santé mourut quelques jours après, ils établirent que, dans ce cas, la mort avait été occasionnée par une affection pulmonaire : les poumons présentaient en effet les lésions plus ou moins accusées de la pneumonie.

M. Ferrand disait, en 1876, que les poumons étaient enflammés dans un grand nombre de cas, à la suite des intoxications par l'acide phénique. M. Dujardin-Beaumetz qui, en 1882, traitait ses typhiques par les lavements phéniqués a remarqué la fréquence des congestions pulmonaires.

Bien que MM. Paul Bert et Jolyet n'aient jamais réussi à reproduire expérimentalement des lésions pulmonaires en faisant respirer à des animaux l'air chargé de vapeurs phéniquées, ces

auteurs croient cependant que les congestions du poumon sont
dues à l'élimination de l'acide phénique par cet organe.

Pour M. Van Oye, le traitement phéniqué dans la fièvre
typhoïde, en produisant l'accumulation et la concentration subites
du sang dans les organes internes, amènerait des congestions
intenses. C'est dans cet ordre d'idées qu'il faudrait chercher la
cause des accidents pulmonaires signalés depuis longtemps à la
suite de l'usage interne de l'acide phénique, bien plutôt que dans
une action topique irritante qu'il exercerait en s'éliminant par le
parenchyme pulmonaire.

M. Ferrand pense, étant donné les qualités du sang intoxiqué
et la facilité qu'il offre alors à se coaguler au contact de l'air,
qu'il se trouve admirablement disposé pour cela dans les capillaires du poumon et que ce serait une pneumonie par stase ou
par trombose sanguine dans le système capillaire des poumons,
qui se produirait à la suite des empoisonnements par l'acide phénique. Mais, laissons ces théories plus ou moins hypothétiques et
revenons aux faits observés.

M. Danion a constaté que deux ou trois heures après avoir
absorbé de l'acide phénique son haleine en avait encore l'odeur,
ce qui tendrait à prouver l'émination de cette substance par le
poumon, bien que ce fait soit mis en doute par Nothnagel et
Rossbach. Il est probable, dit M. Danion, que le phénol, qui est
un corps volatil, s'échappe en partie avec l'air expiré lorsque le
courant circulatoire l'amène au contact du poumon. Il déclare
cependant n'avoir jamais constaté, chez les animaux intoxiqués,
la toux et les vomissements de mousse sanguinolente observés
par Lemaire et les poumons examinés attentivement ne lui ont
jamais paru présenter de traces d'irritation; nous avons fait la
même remarque chez nos lapins dont les poumons ne nous ont
jamais paru avoir les traces de la moindre congestion.

Ce qui tendrait à prouver que l'acide phénique n'a aucune

action irritante sur le poumon c'est le fait de Lemaire qui, ayant introduit dans les naseaux de plusieurs chevaux, de l'étoupe imbi-bée de cette substance, a reconnu que ces animaux ne paraissaient nullement incommodés, bien que l'expérience eût duré une heure et demie.

Dans une observation produite dans la thèse de M. Van Oye, on voit un typhique absorber *118 grammes* d'acide phénique en 18 jours sans qu'il survienne chez lui d'accidents pulmonaires. Busch, cité par M. Blusson, n'a observé aucune lésion pulmonaire à l'autopsie d'un enfant mort empoisonné par l'acide phénique.

M. Déclat, n'a jamais constaté de symptômes d'irritation pulmo-naire à la suite du traitement phéniqué. Quand ces symptômes exis-taient, ils ont été toujours plus ou moins atténués. Cet auteur qui a souvent employé la méthode des inhalations phéniquées dit à ce sujet : « On aurait pu s'attendre à ce que notre appareil, qui fait entrer en quelque sorte de force la poussière de la solution phéni-quée dans les poumons, provoquât les spumosités sanguinolentes observées dans un grand nombre d'expériences faites sur les animaux, il n'en a été rien ». On voit donc que l'action de l'acide phénique sur les poumons n'est pas nocive; M. le Dr Greenway (de Pylmouth) veut démontrer qu'elle est salutaire.

En essayant, dit-il, de guérir la syphilis constitutionnelle par le phénol, je vis chez quelques-uns de mes malades, atteints égale-ment de bronchite, cette dernière affection s'améliorer sous l'influence de ce traitement, j'essayai l'acide phénique dans la pneumonie; le cas était désespéré; dans les 24 heures qui suivirent l'application de la médication phéniquée, l'affection prit une tournure favorable. A partir de cette époque je considérai le phé-nol comme une ancre de sûreté dans le traitement de la pneu-monie et de la bronchite » (*The Britisch med. journal, 1874*). Le docteur Moritz, de Strasbourg, a également constaté les bons effets de l'acide phénique dans la bronchite chronique.

On a essayé les inhalations phéniquées pour le traitement des cavernes pulmonaires, ce traitement aurait donné les résultats les plus satisfaisants.

M. Ferrand qui a étudié, en 1876, les empoisonnements par les phénols, déclare, en 1881, en présentant la candidature de M. Desplats à la société de Biologie, que depuis 1876 ses observations sont conformes à celle du professeur de Lille au point de vue clinique et il termine en disant que les complications pulmonaires tiennent plus à la constitution médicale qu'au traitement par l'acide phénique. C'est en effet ce qu'il y a à répondre. Le nombre des congestions pulmonaires n'est pas plus élevé chez les typhiques que l'on traite par le phénol que chez ceux qui sont soumis à une autre médication.

Chez les malades dont nous donnons plus loin les observations, jamais une congestion pulmonaire n'a été observée avec un traitement phéniqué rigoureusement suivi, alors qu'au contraire, dans une épidémie observée quelques mois après, sans traitement phéniqué, les localisations pulmonaires de la maladie emportèrent les malades dans des proportions inaccoutumées.

Quant aux hémorragies internes et aux perforations intestinales, si ces accidents peuvent se produire chez des typhiques traités par l'acide phénique, on ne saurait sincèrement en accuser la médication.

M. Dreyfus-Brissac signale un danger du traitement phéniqué : le médicament s'accumulerait en quelque sorte dans l'organisme, si bien qu'au bout de 3 ou 4 jours on obtiendrait un abaissement de température plus considérable qu'au début. Nous sommes loin de partager l'opinion de cet auteur. Le peu de persistance de l'action antipyrétique de l'acide phénique, dû à la rapidité de son élimination, comme cela a été démontré, est une preuve du contraire. Nous croyons précisément que, à côté de l'inconvénient résultant de la fugacité de son action, ce médicament présente l'avantage de mettre à l'abri des accidents qui pourraient résulter de son accumulation dans l'économie.

Pour M. Robin, l'acide phénique ne s'accumule pas dans l'organisme. Mais, quand cela serait, ne voit-on pas, en surveillant son malade, que le médicament agit plus vite, qu'il en faut moins pour abaisser la température, et ne doit-on pas régler son intervention en tenant compte de ces considérations?

Nous ne voulons pas conseiller les doses massives de M. Desplats qui, croyons-nous, sont susceptibles de produire des accidents; mais nous sommes convaincu qu'en donnant l'acide phénique à des doses faibles d'abord, croissantes ensuite, de façon à ne pas dépasser 5 grammes par jour, on pourra retirer de ce médicament tous les bons effets qu'il peut produire, sans avoir à craindre les dangers résultant de son accumulation dans l'organisme.

M. Glénard, comparant le traitement par l'acide phénique à celui par les bains froids, fait la constatation suivante : Pendant 50 ans, sur 33,293 dothiénentéries la mortalité a été de 22 %. Par la médication phéniquée, M. Desplats arrive à une mortalité de 19,4 % et M. Claudot à celle de 11,6 %. Il en conclut que l'acide phénique ne modifie pas sensiblement le taux de la mortalité.

Sans doute, la méthode de Brand est supérieure à la médication phéniquée, puisque, d'après M. Glénard, on arriverait en Allemagne à supprimer complètement par ce moyen la mortalité dans la fièvre typhoïde, et cet auteur s'étonne de ce qu'un pareil résultat ne soit pas obtenu dans les hôpitaux militaires français. Tout le monde n'est malheureusement pas de l'avis de M. Glénard et les bains froids ont donné en France de très médiocres résultats. Aussi ne devra-t-on pas s'étonner que nous cherchions un médicament d'une application plus facile que la méthode de Brand dans toute sa rigueur.

Nous venons de passer en revue les objections qui ont été faites au traitement de la fièvre typhoïde par l'acide phénique, nous avons essayé de les réfuter ; mais nous croyons que la médication phéniquée, comme toutes celles qui ont pour principe un toxique, peut devenir dangereuse si l'on ne prend soin tout d'abord de tâter la susceptibilité du malade au médicament et d'en surveiller les effets.

Nous croyons fermement qu'employé avec prudence, l'acide phénique peut rendre de grands services dans la dothiénentérie, ainsi que le prouveront nos observations.

Il est à remarquer que les plus acharnés adversaires de l'acide phénique, tout en restreignant son emploi, ne prétendent pas le supprimer complètement. M. Blusson, après avoir signalé les empoisonnements occasionnés par ce médicament, dit dans ses conclusions : « l'emploi des lavements phéniqués doit être conservé en médecine, mais à la condition qu'il n'y ait pas de congestion pulmonaire et que la dose de 1 à 2 grammes ne soit pas dépassée ».

CHAPITRE IV

Comme on le verra dans les observations que nous allons publier, M. Artigalas a cherché à utiliser les propriétés antithermiques de l'acide phénique dans la fièvre typhoïde ; mais il n'a pas cru que la médication phéniquée pût constituer, à elle seule, tout le traitement de cette affection.

Si, en effet, grâce à ce remède, on peut lutter avantageusement contre l'hyperthermie, la difficulté de l'administrer à doses suffisantes par la voie stomacale et son degré de solubilité ne permettent pas de compter sur une action antiseptique locale. Bien que MM. Pécholier et Fournier et plus récemment M. Cramshaw aient signalé les propriétés désinfectantes de l'acide phénique qui, donné à faibles doses et en potion, diminuait considérablement la fétidité des selles de leurs typhiques, c'est surtout ainsi que l'a démontré M. le professeur Bouchard, aux antiseptiques insolubles que l'on devra avoir recours dans ce but et à ce titre le naphtol doit surtout être employé (voir thèse de Robin inspirée par M. Artigalas, Bordeaux, 1888).

On ne saurait accuser la médication phéniquée de produire une cachexie qui est la règle dans la dothiénentérie ; mais on doit également convenir qu'elle est incapable d'empêcher ou de réprimer cette complication. Aussi doit-on instituer en même temps une médication tonique et reconstituante. C'est ce que faisait M. Artigalas qui, dès le début de la maladie, prescrivait à ses typhiques l'extrait de quinquina, les vins généreux et l'alcool. Il a également retiré de sérieux avantages de l'application des lotions vinaigrées, alcoolisées et phéniquées :

Comme nous avons surtout pour but de montrer l'action anti-pyrétique de l'acide phénique, nous n'avons pas cru devoir faire l'histoire détaillée des malades dont nous donnons les observations.

OBSERVATION I

Soldat Lutin, 129ᵉ de ligne. Entré le 12 mai, sorti le 31 mai.

Le nommé Lutin arrive au huitième jour de sa maladie à peu près, avec des taches rosées confluentes et des sibilances dans toute la poirrine; il a eu tous les symptômes de la période initiale de la fièvre typhoïde.

Le 12 au soir. T. 40°5.

Le 13. 2 quarts de lavements avec 1 gr. 50 d'acide phénique. T. M. 40°. T. S. 39°6. Il y a donc, dès le premier jour, inversion thermique.

Le 14. Etat stationnaire; à peine un dixième de degré de différence entre la température du matin et celle du soir.

Le 15. 2 grammes seulement d'acide phénique. T. M. 39°; T. S. 40°2.

Le 16. 3 grammes d'acide phénique. Température stationnaire.

Le 17 et le 18. 2 grammes d'acide phénique.

Le 19. T. M. 38°2. T. S. 38°. L'acide phénique est porté à 3 grammes; sueurs et tremblement léger.

Le 20 et le 21. Pas d'acide phénique; la température remonte jusqu'à 40°.

Le 22. 3 grammes d'acide phénique.

Le 23 et le 24. Même traitement.

Le 25. Suppression de la médication phéniquée.

Le 26. Ascension de la température à 40°2, le soir; 2 grammes d'acide phénique.

Le 27. Chute de la température à 38°; encore 2 grammes d'acide phénique.

Le 28. Même prescription.

Le 29. Traitement reconstituant, plus d'acide phénique.

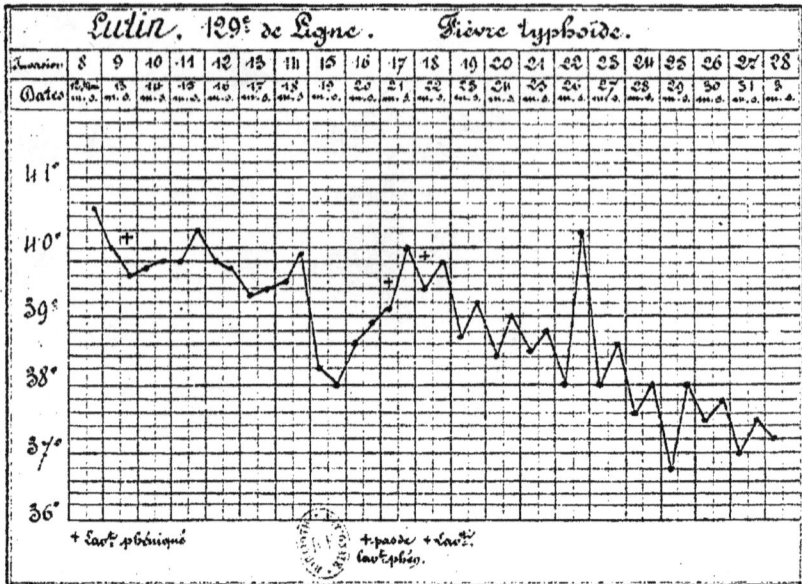

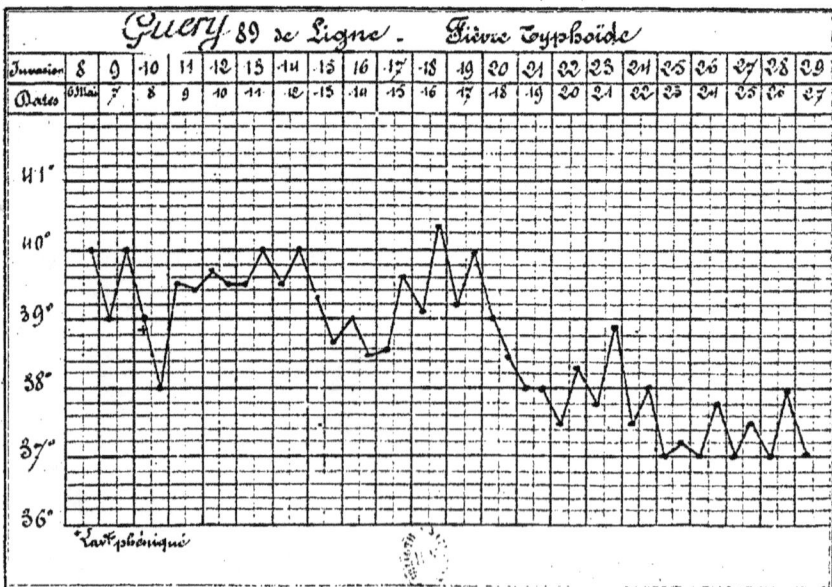

Cette observation est intéressante parce que l'état d'adynamie dans lequel se trouvait le malade a fait interrompre plusieurs fois le traitement par l'acide phénique. A chaque suppression du médicament a correspondu une élévation thermique notable.

De la marche de la température comparée à l'emploi de la médication phéniquée, nous pouvons conclure que :

1° Chaque suppression de l'acide phénique a été suivie d'une ascension de la température.

2° Chaque reprise du remède a été marquée par un abaissement thermique.

3° La dose du 2 gr. par jour a suffi pour amener des sueurs profuses.

4° La dose de 3 gr. a donné du tremblement analogue à celui d'une fièvre intermittente.

5° L'accoutumance au médicament n'a pas été sensible.

En résumé, action antipyrétique certaine de l'acide phénique.

OBSERVATION II

Le nommé Guéry, soldat au 89ᵉ de ligne, entre à l'hôpital le 27 mai, au commencement du 2ᵉ septénaire d'une fièvre typhoïde de moyenne intensité, quoique l'élévation de la température soit considérable et persiste longtemps. Mais c'est un fait que la gravité de l'état du malade n'est pas parallèle à l'hyperthermie.

Le malade a eu 2 grammes d'acide phénique depuis le 8 mai jusqu'au 18 mai. Le tracé thermique est très irrégulier et ne se rapproche nullement de celui donné comme habituel dans la fièvre typhoïde.

Nous observons des inversions thermiques le 8, le 9, le 10, le 13 et le 14.

La température est encore très élevée le 16 au soir : 40°3. Puis elle tombe brusquement le 18 jusqu'à 38° 5.

En résumé :

1° Action de l'acide phénique manifeste. Le tracé thermique a été perturbé, mais l'influence antipyrétique du médicament fut à peine sensible dans les derniers jours, ce qui indiquerait que la dose de 2 grammes a été insuffisante.

2° Il ne s'est produit, dans le cas actuel, ni sueurs, ni tremblement, ni sensation subjective de chaleur.

3° Il faut donc, pour observer une action persistante du remède, dans certains cas au moins, employer plus de 2 grammes de phénol.

OBSERVATION III

Le nommé Landrieu, soldat à la section des infirmiers, entre à l'hôpital le 9 mars au neuvième jour de sa fièvre typhoïde.

9 mars. Tartre stibié 0 gr. 05 avec sulfate de soude, 20 grammes.

Le 10. Vin sucré et vin de Banyuls. Bouillons.

Le 11. Limonade Rogé. Bouillons. Potion avec acétate d'ammoniaque, 6 grammes et alcool 30 grammes. Sulfate de quinine 0 gr. 80.

Le 12. Potion alcoolisée. Bouillons. 2 grammes d'acide phénique en deux lavements, le premier à 2 heures de l'après-midi, l'autre à 6 heures du soir.

La température qui, jusque-là, n'avait cessé de s'élever et était à 40° 4 descend, le soir, à 39, 9. On observe donc une inversion thermique.

Le 13. Même traitement. T. M. 40°; T. S. 39°.

Le 14. On continue la même prescription et l'on constate encore une légère inversion thermique. T. M. 39, 7; T. S. 39, 6.

Le 15. T. M. 39, 2; T. S. 39, 6.

Le 16. Le thermomètre marque 38, 8 le matin et 38, 2 seulement le soir, indiquant ainsi une 4e inversion de la température.

Le 17. La température remonte, elle atteint, le soir, 37, 7; mais par suite de l'administration d'un gramme d'acide phénique en potion, elle descend, le lendemain matin, à 38, 6 et se maintient, le soir, à 38, 5. A partir

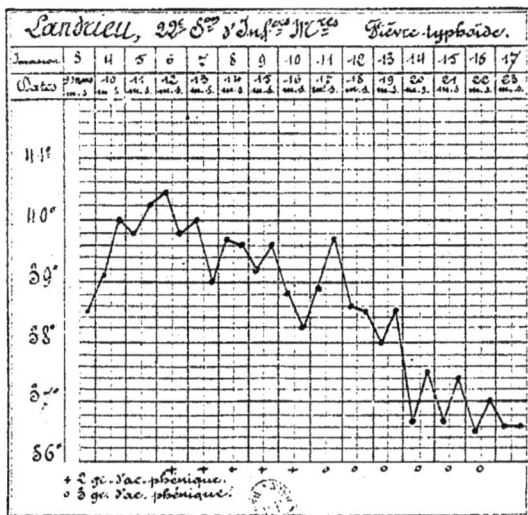

Landrieu, 22e Son d'Infie Mlie   Fièvre typhoïde.

Immersion	3	4	5	6	7	8	9	10	11	12	13	14	15	16	17
Dates	9 mars	10 m.s	11 m.s	12 m.s	13 m.s	14 m.s	15 m.s	16 m.s	17 m.s	18 m.s	19 m.s	20 m.s	21 m.s	22 m.s	23 m.s

41°
40°
39°
38°
37°
36°

+ 2 gr. d'ac. phénique.   +   +   +   o   o   o   o   o
o 3 gr. d'ac. phénique.

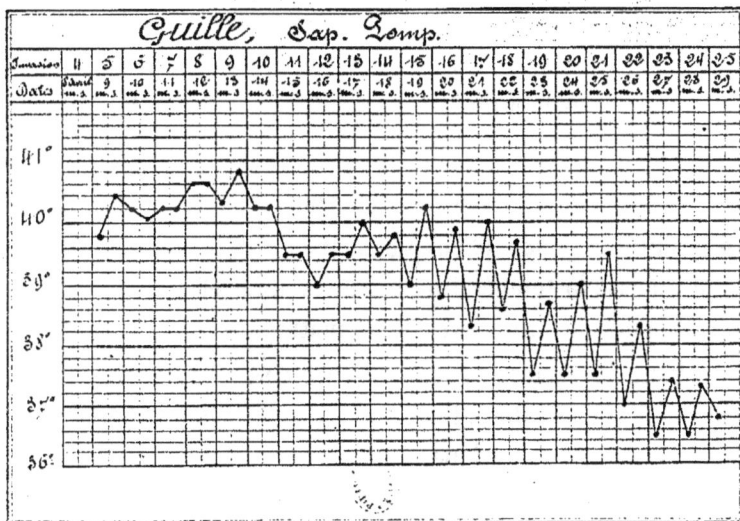

Guille,   Sap. Pomp.

Immersion	4	5	6	7	8	9	10	11	12	13	14	15	16	17	18	19	20	21	22	23	24	25
Dates	8 mars	9 m.s	10 m.s	11 m.s	12 m.s	13 m.s	14 m.s	15 m.s	16 m.s	17 m.s	18 m.s	19 m.s	20 m.s	21 m.s	22 m.s	23 m.s	24 m.s	25 m.s	26 m.s	27 m.s	28 m.s	29 m.s

41°
40°
39°
38°
37°
36°

de ce moment la défervescence continue et, le 20, la température arrive à la normale.

La fièvre n'a jamais été très forte chez ce malade, il présentait cependant un état adynamique très prononcé auquel on a essayé de remédier par l'emploi des reconstituants, des vins généreux et de l'alcool.

L'acide phénique a été ordonné le 12 sous forme de 2 quarts de lavement; l'un à 2 heures de l'après-midi, l'autre à 6 heures du soir. La température du 12 au matin était de 40,3; le soir elle n'était plus que de 39,8. Or, cette température matutinale supérieure à celle du soir s'explique par ce fait, que prouvent toutes nos observations, que l'acide phénique à 2 grammes et au-dessus abaisse la température d'une façon notable.

A 6 heures du soir, au moment où était prise sa température, le malade était sous l'influence de l'acide phénique, aussi constate-t-on de nombreuses inversions thermiques dans le tracé. Quand l'action du médicament se faisait sentir, le malade avait des sueurs considérables avec sensation de chaleur très forte au moment où le thermomètre marquait la plus basse température.

Le 17 mars, l'influence du médicament semble s'être amoindrie; la température du soir est supérieure à celle du matin : on ajoute à la prescription 1 gramme d'acide phénique en potion et la température évolue graduellement vers la normale.

De cette observation nous pouvons conclure que :

1° 2 grammes d'acide phénique donnés à 2 heures de l'après-midi ont abaissé la température 2 heures après et qu'il se produisit une inversion du tracé avec acmé matutinal.

2° Au bout de 5 jours, l'accoutumance de l'organisme au médicament étant établie, il a fallu donner 3 grammes de phénol pour maintenir l'effet thérapeutique.

3° Pendant la période d'absorption de l'acide phénique il se

manifesta une sensation subjective de chaleur et une hypersécré-
tion sudorale considérable.

En résumé : action sensible et salutaire du médicament.

OBSERVATION IV

Le nommé Largeault, soldat à la section des infirmiers, entré à l'hôpital
le 24 janvier :

A l'entrée, la température est à 40, 8. Purgatif à l'eau-de-vie allemande.

Le 25. Pot. nitrée, sulfate de quinine 0,50. Vin sucré 100 gr.

Le 26 et le 27. Même traitement.

Le 28. Lotions vinaigrées et phéniquées.

Le 29 et le 30. Même prescription.

Le 31. En plus d'une potion tonique au vin de Banyuls et à l'extrait de
quinquina, le malade a eu 1 gr. d'acide phénique en potion.

La température qui jusque-là avait oscillé entre 40° et 41°, au lieu de présenter l'exacerbation vespérale constatée la veille et qui est la règle dans
cette affection, demeure stationnaire.

Les huit jours suivants, l'acide phénique continue à être administré à la
même dose, par la voie stomacale. La température, de 40, 5 où elle s'était
élevée tombe, le 1 février, à 39, 8 ; le soir du même jour elle est à 38, 1 et
descend, le lendemain, à 37, 5. Mais bientôt la fièvre s'allume de nouveau,
malgré la potion phéniquée qui continue à être prescrite à la dose de
0gr, 50.

Le 3 et le 4 février, la température se maintient entre 40° et 41° et à
partir de ce moment survient une période de grandes oscillations ; c'est
ainsi qu'on voit le thermomètre qui, le matin, marquait 36°, seulement
indiquer le soir, 41 1.

La potion à l'acide phénique est supprimée ; les mêmes phénomènes
persistent. Cet écart entre la température du matin et celle du soir continue,
bien que moins prononcé, jusqu'au 1 mars. On croirait qu'une fièvre inter-

mittente à type quotidien est venue se greffer sur cette dothiénentérie ; puis tout rentre dans l'ordre.

Le malade part en convalescence le 27 mars.

De cette observation il découle :

1° Que l'acide phénique, donné en potion à la dose de o gr. 50 a amené une défervescence notable, puisque, sous l'influence de cette médication, la température est arrivée presque à la normale;

2° Qu'il s'est produit, dès le deuxième jour, une accoutumance de l'organisme à ce médicament qui n'a pas empêché la maladie de reprendre sa marche ordinaire;

3° Que l'acide phénique, donné en potion, à la dose de o gr. 50 n'a pu maintenir longtemps l'action antithermique si manifeste aussitôt son administration.

OBSERVATION V

Le nommé Gille, sapeur-pompier, entre à l'hôpital au 4me jour de sa fièvre typhoïde.

Le 8 avril. Lotion vinaigrée et phéniquée. Potion tonique au vin sucré et alcoolisé.

Le 9. Même prescription. T. M. 39, 8. T. S. 40, 5.

Le 10. M. Artigalas ajoute au traitement deux lavements phéniqués à 2 gr. 50; il constate alors une diminution de la température du soir sur celle du matin, 40, 2 le matin, 40, le soir.

Les 4 jours suivants la température oscille entre 40, et 41, mais il y a peu d'écart entre celle du matin et celle du soir.

Le 15. Température stationnaire 39' 5.

Le 16. Le thermomètre marque 39; il se maintient jusqu'au 20 entre 39, et 40.

Le 20. Suppression de l'acide phénique. Traitement tonique.

La fièvre diminue peu à peu et le malade sort guéri le 4 mai.

En résumé, on observe :

1° Une inversion de la température se manifestant quelques heures après l'administration du traitement phéniqué ;

2, Un tracé thermométrique ne ressemblant en rien à celui d'une fièvre typhoïde évoluant d'une façon régulière.

Nous sommes convaincu, étant donné les efforts de la température à s'élever malgré la médication phéniquée, que, sans son intervention, l'hyperthermie eût été plus considérable.

OBSERVATION VI

Le nommé Nony, soldat au 31ᵉ de ligne, entre à l'hôpital le 17 mars; au dire du malade, le début de l'affection remonterait à 7 jours.

La température à l'entrée, est à 40, 9, M. Artigalas prescrit 1 gr. d'acide phénique en potion. Le lendemain et pendant huit jours, médication tonique et suppression de la potion phéniquée. La fièvre suit dès lors sa marche ordinaire ; c'est-à-dire que le tracé thermique dessine une ligne brisée, la température du matin présentant une diminution de près de 1° sur celle du soir.

Le 25. Reprise de l'acide phénique. Les effets du médicament ne tardent pas à se produire ; la température du soir dépasse de quelques dixièmes de degrés seulement celle du matin; le lendemain elle lui est inférieure de 4 dixièmes de degré.

Le 27. Le thermomètre ne marque plus que 37, 9.

Le 28. Même traitement que les jours précédents ; même état du malade.

Le 29. Suppression de l'acide phénique.

Le 30. La température est à peu près normale. Le mieux persiste les jours suivants et le malade sort guéri le 15 avril.

Cette observation est une des plus probantes qui se puissent rencontrer en faveur de l'action antithermique de la médication phéniquée. Pendant huit jours on cesse le médicament et la fièvre

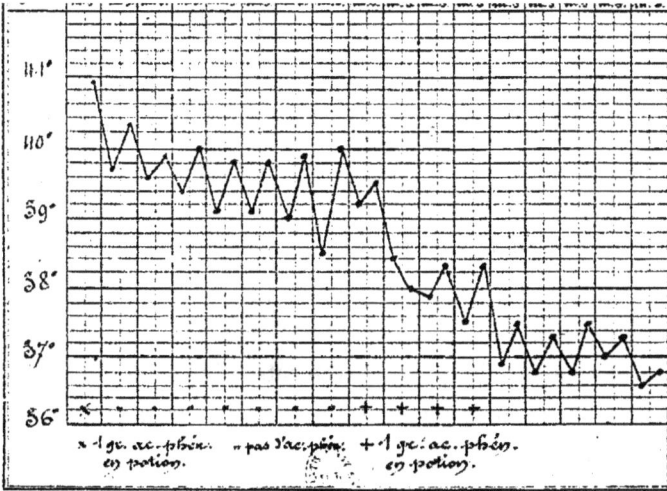

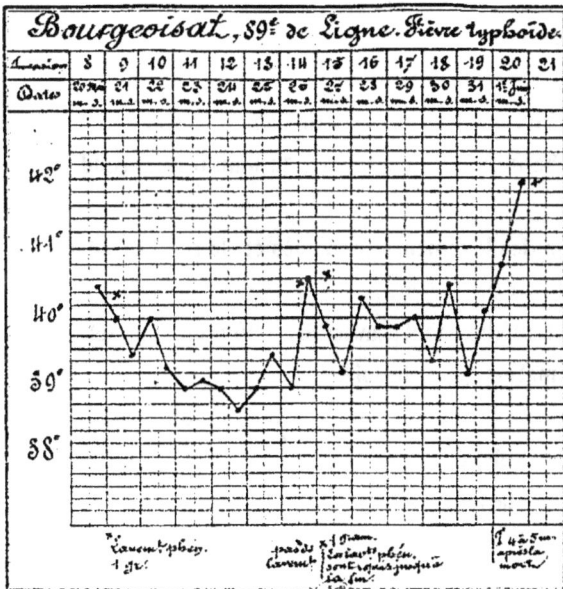

Bourgeoisat, 89ᵉ de Ligne. Fièvre typhoïde.

suit sa marche régulière; au bout de ce temps on a de nouveau recours à l'acide phénique et l'on voit la température s'abaisser brusquement de 1°5.

OBSERVATION VII

Bourgeoisat, soldat au 89e de ligne. Entré le 20 mai, mort le 1er juin.

Il y a 6 jours que le malade a ressenti les premières atteintes de la maladie.

A l'entrée, M. Attigalas ordonne deux lavements phéniqués à 1 gramme, une potion tonique à l'extrait de quinquina et au vin de Banyuls. T. 40, 5.

Le 21. Continuation du traitement tonique et des lavements à l'acide phénique; or, sous l'influence de cette médication, le 2e jour, la température tombe d'un degré; on constate également une première inversion thermique. T. M. 40°. T. S. 39, 5.

Le 22. Seconde inversion de la température qui est à 40° le matin, et tombe, le soir, à 39, 3.

Le 23. Température stationnaire à 39°.

Le 24. Troisième inversion : 39°, le matin; 38, 7, le soir.

Le 25 au soir, le thermomètre marque 39, 5; mais il redescend le lendemain matin à 39°.

Le 26. Suppression des lavements phéniqués et, le soir, ascension de la température qui est à 40,6.

Le 27. Reprise du médicament; aussitôt, défervescence et inversion thermique, 39, 9, le matin; 39, 2, le soir.

Le 28. Malgré la prescription du phénol, la température remonte à 40,3, mais elle redescend, le soir, à 39, 9.

Le 29. Température stationnaire à 40°.

Le 30. T. M. 39, 5; T. S. 40, 5.

Le 31. L'état du malade est extrêmement grave. T. M. 39. 2; T. S. 40.

5 I

Le 1er juin. La température du matin est de 40, 8; elle continue à s'élever et atteint 41, 9 au moment de la mort du malade.

Dans ce cas, malgré la médication phéniquée, la maladie a eu une issue fatale; mais nous n'avons jamais eu l'intention d'établir que, grâce à l'intervention de l'acide phénique, le pronostic, dans la fièvre typhoïde, serait toujours bénin; nous voulons seulement démontrer que c'est un médicament précieux pour combattre l'hyperthermie. Or, que constatons-nous dans cette observation?

La température qui, au moment de l'entrée du malade à l'hôpital, était de 40°5, descend, en 4 jours, à 38°7, à la suite du traitement par l'acide phénique, en même temps qu'on constate dans le tracé thermométrique de nombreuses inversions.

On cesse les lavements phéniqués et l'on voit aussitôt le thermomètre monter à 40°6, puis, descendre de nouveau à la suite d'une nouvelle prescription de l'acide phénique.

On est donc en droit de conclure à une action certaine du médicament; on ne saurait, en effet, expliquer par une simple coïncidence les résultats antithermiques obtenus à plusieurs reprises, chez ce malade, par l'administration du phénol.

OBSERVATION VIII

Le nommé Arnaudeau, soldat au 129° de ligne, entre à l'hôpital le 10 mai. Il en serait au 2° jour de sa fièvre typhoïde.

A la date de l'entrée, la température est de 40, 2.

Le 11. T. M. 39, 5; T. S. 40.

Le 12. La température qui, le matin, était à 39. 5, s'élève, le soir, à 40, 9.

Le malade n'avait eu jusque-là qu'une potion tonique, M. Artigalás ajoute à ce traitement deux lavements phéniqués à 1 gramme et ordonne des lotions alcoolisées, vinaigrées et phéniquées.

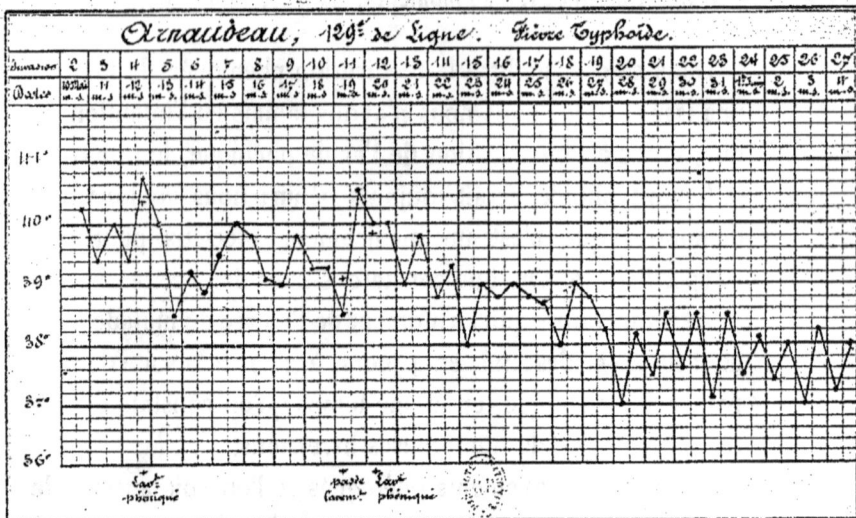

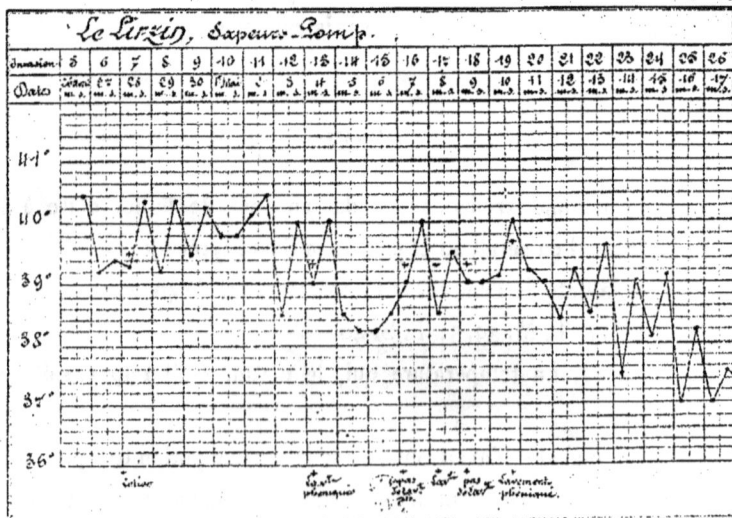

Le 13, le thermomètre ne marque plus que 38, 5 et on constate une inversion de la température. Le malade accusant un peu de diarrhée, on lui donne une potion au sous-nitrate de bismuth, 4 grammes.

Le 14. Légère élévation de la température; mais nouvelle inversion. T. M. 39, 2; T. S. 38, 9. Suppression du bismuth qui est remplacé par une décoction au ratanhia. Café.

Le 15. T. M. 39, 5; T. S. 40.

Le 16. La température est descendue à 39, 8; elle continue à s'abaisser et le soir, elle est à 39. Il s'est donc produit une nouvelle inversion.

Rien à noter les deux jours suivants, si ce n'est un peu de surexcitation nerveuse qui nécessite l'emploi du bromure de potassium pendant 8 jours.

Le 19. Onzième jour de la maladie; la température n'étant plus que de 38, 5, on supprime les lavements phéniqués. On constate alors, le soir du même jour, une élévation de la température de 2 degrés. T. S. 40. 5.

Le 20. Reprise du médicament et diminution de la fièvre. T. M. 40, T. S. 40, il n'y a donc pas eu ce jour-là; d'exacerbation vespérale.

La température continue à baisser les jours suivants et le 28 mai elle arrive à la normale.

Le malade entre en convalescence au commencement du mois de juin et sort de l'hôpital le 25.

De cette observation on peut conclure que :

1° L'acide phénique donné en lavements a produit immédiatement un abaissement notable de la température.

2° La chute de la température est bien due à l'action du médicament puisque, supprimant un matin l'acide phénique, on la voit s'élever aussitôt de 2 degrés et la défervescence se produire au contraire dès la reprise des lavements phéniqués.

Nous voyons dans ces faits une preuve évidente de l'efficacité du traitement par l'acide phénique sur la température des typhiques.

OBSERVATION IX

Le nommé Le Lirzin, sapeur-pompier, entre à l'hôpital le 26 avril.

D'après le malade, le début de l'affection remonterait au 20 avril.

Le jour de l'entrée, purgatif à l'eau de Sedliz, 2 verres.

Les jours suivants et jusqu'au 2 mai on prescrit une médication tonique et des lotions alcoolisées, vinaigrées et phéniquées. Durant ces six jours la température oscille entre 39 et 40, 5. C'est alors qu'on ordonne deux lavements phéniqués à 1 gr.

Le 3. Chute de la température qui est à 38, 8; mais, le soir, elle s'élève à 40.

Le 4. Même traitement. T. M. 39. T. S. 40.

Le 5. La dose d'acide phénique est portée à 2 gr. 50; on voit alors le thermomètre descendre à 38, 2, indiquant ainsi une inversion de la température; T. M. 38, 5. T. M. 38, 2.

Le 6. T. M. 38, 2. T. S. 38, 5.

Le 7. On supprime l'acide phénique; mais la température remonte brusquement, le soir, à 40.

Le 8. Nouvelle chute de la température à 38, 5 grâce à la reprise de la médication phéniquée.

Le 9. La température est stationnaire à 39.

Le 10. Pas de lavements phéniqués. T. M. 39, 1 — T. S. 40.

Le 11. Sous l'influence de la médication qui est reprise de nouveau, la température qui était la veille à 40, descend le matin à 39, 2 et le soir à 39, il y a donc une deuxième inversion thermique.

Rien de particulier jusqu'au 15; la température se maintient entre 38 et 39.

Le 16 et le 17. La défervescence continue.

Le 18. La température arrive à la normale.

Le malade sort guéri le 4 juin.

Il résulte de cette observation qu'une diminution notable de la

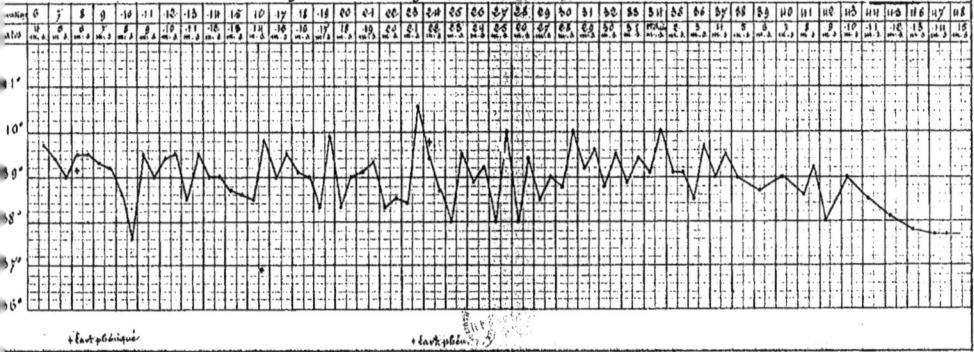

Honneur, Sergent, 149 de Ligne. Fièvre Typhoïde.

température a toujours accompagné le traitement phéniqué. A deux reprises différentes qu'on tente de le supprimer, on voit celle-ci s'élever aussitôt d'un degré environ, tandis qu'une défervescence brusque accompagne la reprise du médicament.

OBSERVATION X

Le sergent Honneur entre à l'hôpital le 4 mai.

Dès l'entrée du malade M. Artigalas ordonne une médication tonique et 2 gr. d'acide phénique en deux lavements. Ce traitement est continué jusqu'au 14

Le 5. T. M. 39, 5. T. S. 39. On constate donc, dès le premier jour de la médication phéniquée, une diminution de la température du soir sur celle du matin.

Le 6. T. M. 39, 5. T. S. 39, 5.

Le 7. Le thermomètre qui, le matin, indiquait 39, 3, marque le soir 39, 2.

Le 8. La température s'abaisse considérablement puisque à 38, 6 le matin, elle tombe, le soir, à 37, 6. On constate en même temps des sueurs abondantes qui cessent au bout de deux heures pour faire place à un léger tremblement.

Le 9 La température est remontée à 39, 5, mais elle descend le soir, à 39. Il se produit donc une nouvelle inversion.

A partir du 10 le thermomètre n'a pas dépassé 39, 5 ; il descend, le 13 au soir, à 38, 4.

On cesse, le 15, les lavements phéni qués, la fièvre persiste, il se produit même, le 21, une exacerbation vespérale : T. M. 38, 4, T. S. 40, 5.

Reprise des lavements à l'acide phénique ; on constate encore une défervescence manifeste et le 22, au soir, la température est tombée à 38.

Le 23. Suppression définitive du traitement phéniqué ; la température continue, pendant une vingtaine de jours, à osciller entre 38, 5, et 39,5 puis arrivé à la normale.

La présence d'eschares oblige le malade à faire un séjour prolongé à l'hôpital.

OBSERVATION XI

Le nommé Callé, soldat au 46e de ligne, entre à l'hôpital au 6e jour de sa fièvre typhoïde.

La médication phéniquée est aussitôt commencée. La température qui était de 40, 5 le soir de l'arrivée du malade, tombe, le lendemain soir, à 38, 7, indiquant ainsi une inversion thermique.

Dans la soirée du 7 on constate une légère ascension de la température qui est à 39. La rémittence matutinale ne se manifeste pas le jour suivant; mais, le 8 au soir, le thermomètre ne marque plus que 37, 5.

L'action antithermique de l'acide phénique n'est plus aussi manifeste les jours suivants, ce qui montre que la dose de 2 gr. par jour est devenue insuffisante par suite de l'accoutumance de l'organisme au médicament.

La température ne dépasse cependant pas 40°, sauf le 12 où elle atteint 40, 3 ; mais la défervescence se produit le 14 ; le thermomètre ne marque plus, en effet, que 37° ; à dater de ce jour le malade entre en convalescence.

Il résulte de nos observations que l'acide phénique, donné à doses modérées dans la dothiénentérie, agit d'une façon à peu près constante sur la température; entre les mains de M. Artigalas le médicament n'a produit aucun des accidents que lui ont reprochés de nombreux auteurs. Nous croyons qu'on obtiendra toujours ces heureux résultats en l'employant avec cette prudence qu'exige l'administration de toutes les substance actives.

A ceux qui prétendent que l'acide phénique n'abaisse pas le taux de la mortalité dans la fièvre typhoïde, nous répondrons que, sur 105 typhiques soumis à la médication phéniquée, M. Artigalas n'a eu que 2 décès.

Pour ce qui est de la durée totale de la maladie, le traitement par l'acide phénique n'a paru ni l'augmenter ni la diminuer d'une façon notable.

La mélanurie, en indiquant une saturation de l'organisme par le médicament, montre qu'on doit en suspendre, momentanément du moins, la prescription.

Dans tous les cas, on devra faire marcher de pair la médication phéniquée et le traitement tonique.

CHAPITRE V

Après avoir parlé de l'action antipyrétique de l'acide phénique dans la fièvre typhoïde, il nous a paru interressant d'étudier les effets de ce médicament dans les autres maladies fébriles,

Tous les auteurs reconnaissent que le phénol agit sur la température, aussi bien dans les phlegmasies franches que dans les fièvres de nature infectieuse; M. Maquart en a fait l'expérience dans de nombreuses affections fébriles et les résultats ont toujours été concluants. Il est vrai que la plupart de ces observations ont porté sur des maladies dont la nature microbienne est aujourd'hui parfaitement établie. Il est même permis de se demander si la fièvre n'est pas toujours une réaction de l'organisme contre les microorganismes qui l'ont envahi.

Quoi qu'il en soit, l'action antithermique de l'acide phénique est manifeste dans toutes les pyrexies.

Avec M. Artigalas, nous avons essayé le phénol dans l'influenza ; mais le vomitif qui était toujours prescrit dès le début, ayant suffi à abaisser d'une façon notable la température chez la plupart de nos malades, il a été difficile d'établir la part qui revenait au phénol. Nos observationsne nous ont pas paru assez concluantes pour que nous ayons cru devoir les rapporter ici.

Il découle des expériences faitessureux-mêmespar MM. Lemaire, Danion, Menville, Van Oye et Ramonet que l'acide phénique n'agit pas d'une manière sensible sur la température de l'homme

à l'état normal. On a expérimenté également sur les animaux.
Mais si tous les auteurs s'accordent à reconnaître que l'acide phénique donné à doses toxiques, abaisse la température, les opinions
divergent quand il s'agit d'établir l'action produite par des doses
modérées. C'est ainsi que Hoffmann et Menville ont observé une
légère augmentation de la température après l'absorption de faibles quantités d'acide phénique. « A faibles doses, l'acide phénique n'a pas d'action manifeste sur la température, sauf une élévation
passagère de 4 à 6 dixièmes de degré. A des doses plus considérables
il produit d'abord une élévation thermique bientôt suivie d'une
descente rapide » (Menville).

M. Faivre, dans sa thèse, signale au contraire un abaissement
de température « minime il est vrai, mais qui n'en existe pas
moins ».

Pour M. Van Oye, les doses insuffisantes à amener des accidents
sont également insuffisantes à abaisser la température normale,
notablement du moins, aussi bien chez l'homme que chez les animaux. M. Danion a aussi constaté que l'acide phénique, à
faibles doses, ne déterminait pas d'action remarquable sur la
température.

La plupart des auteurs que nous venons de citer ont expérimenté
sur des lapins; or, nous croyons que leurs observations sont passi-
bles de quelques reproches. Ils ont, en effet, négligé dans leurs
expériences de se servir d'animaux témoins et n'ont pas tenu
compte des nombreuses variations auxquelles est sujette la température chez le lapin, variations qui se produisent brusquement au
moindre bruit, au moindre contact. C'est ainsi que nous-même qui
avions constaté dans de nombreuses expériences un abaissement
de température de quelques dixièmes de degré à la suite des injections phéniquées et avions cru pouvoir en conclure que l'acide
phénique agissait sûrement sur la température d'un animal à l'état
sain, nous avons reconnu dans la suite que cet abaissement ther-

mique était dû à une cause bien différente. Nous avons acquis la certitude que le fait de tenir nos lapins attachés sur la table d'expériences suffisait à produire un abaissement très notable de leur température. Nous avons reconnu également que la température variait chez eux d'une façon très sensible avec celle du milieu ambiant et suivant l'état de plénitude ou de vacuité de leur estomac.

Pour écarter autant que possible les causes d'erreur résultant de ces incessantes variations de température chez le lapin, nous avons renouvelé nos expériences en les faisant porter sur un plus grand nombre de sujets d'égale force à peu près, que nous placions dans des conditions identiques de milieu, de température et de nourriture et en ayant toujours des animaux témoins. Ces conditions n'ont pas été remplies dans nos premières observations, nous avons cependant cru bon de les publier.

I. — Le lapin sur lequel porte cette expérience a 5 mois environ, il pèse 1 kil. 500, est vigoureux et mange bien.

21 décembre. L'animal est attaché sur la table d'expériences à 5 h. moins 1/4.

5 h. T. 38, 6. On injecte 50 centigrammes d'une solution phéniquée au 1/20 ; soit 25 milligrammes d'acide phénique. Immédiatement après l'injection la température s'élève de 2 dixièmes de degré, (38, 8).

5 h. 1/2. T. 38, 4. Nouvelle injection de 5 centigrammes d'acide phénique.

6. h. T. 38, 4.

6 h. 1/2. T. 38, 5 l'animal est mis en liberté.

On voit, dans cette première expérience, la température qui s'était élevée de 2 dixièmes de degré aussitôt l'injection, tomber ensuite de 4 dixièmes et demeurer stationnaire malgré une nouvelle administration de 5 centigrammes d'acide phénique. En somme, action peu nette de l'acide phénique.

II. — 22 décembre. Rien de particulier à signaler dans l'état du lapin.

10 h. (matin) : on donne 10 centigrammes d'acide phénique en injections.

10 h. 1/4 T. 38, 5.

10 h, 3/4 T. 38, 5.

11 h. 1/4. Nouvelle injection de 5 centigrammes d'acide phénique. Légères contractions fibrillaires siégeant dans les muscles de la cuisse et des lombes.

11 h. et demie T. 38, 6.

Il résulte de cette expérience que 10 centigrammes d'acide phénique, en injections hypodermiques, ont abaissé la température de 4 dixièmes de degré et qu'une nouvelle injection de 5 centigrammes n'a eu d'autre effet que de l'élever de 1 dixième.

III. 22 décembre (soir). Le lapin a mangé ; il ne parait pas abattu.

4 h. T. 39. Injection de 5 centigrammes d'acide phénique.

4 h. et quart T. 38, 8.

4 h. et demie T. 38, 6. Nouvelle injection de 8 centigrammes d'acide phénique.

5 h. T. 38, 5. Le lapin est mis en liberté.

6 h. et demie T. 39, 1

On constate, cette fois encore, un abaissement le température de 4 dixièmes de degré à la suite de l'absorption de 13 centigrammes de phénol.

L'action de cet agent ne s'est pas continuée longtemps puisque, une heure et demie après, le thermomètre était revenu à son point de départ.

IV. — Le lapin ne semble pas incommodé des injections phéniquées qu'on lui a faites les jours précédents, il est aussi vif que de coutume.

23 décembre, 10 h. 1/2 (matin) T. 38, 7. Injection de 10 centigram-

mes d'acide phénique. Contractions fibrillaires légères dans les membres postérieurs.

10 h. trois quarts T. 38, 6.

11 h. T. 38, 5. Nouvelle injection de 10 centigrammes. L'animal est inquiet, secousses plus énergiques dans tous les muscles.

11 h. et quart T. 38, 4. Nouvelle injection de 5 centigrammes d'acide phénique.

11 h. et demie T. 38, 4.

3 h. (soir). Le lapin a mangé, il paraît supporter très bien l'acide phénique qu'on lui a injecté le matin.

Il résulte de ces quatre expériences que l'acide phénique, donné en injections hypodermiques, a abaissé, d'une façon légère mais constante, la température de notre lapin.

Curieux de savoir si la diminution thermique constatée précédemment était bien due à l'action de l'acide phénique, nous avons fait une contre-épreuve.

V. — Le lapin est maintenu fixé sur la table d'expériences, mais on ne lui donne pas d'acide phénique. Or, le thermomètre, de 39, 3 qu'il marquait au moment où l'on avait attaché le lapin, tombait, un quart d'heure après, à 38, 9. Au bout d'une heure il n'indiquait plus que 38, 5.

Cette expérience est intéressante car elle montre qu'un abaissement thermique de près de 1 degré a pu se produire par le seul fait d'avoir tenu l'animal attaché sur la table. La légère diminution de température signalée dans les observations précédentes ne saurait donc être attribuée à l'intervention de l'acide phénique.

2ᵉ Série d'expériences.

VI. — Les lapins sur lesquels nous expérimentons sont vigoureux; ils ont de 4 à 5 mois et pèsent 1 kil. 500. Le nº 3 et le nº 5 sont un peu moins forts. Tous sont attachés sur la table d'expériences. Il est 11 h. 1/2.

Lapin nº 1.

11 h. trois quarts T. 38,2.

Midi trois quarts T. 37,7, il est mis en liberté.

5 h. (soir) T. 38,9, le lapin est attaché de nouveau.

6 h. T. 38,4.

7 h. T. 38,2, il est mis en liberté.

8 h. et demie T. 39,4, il est tenu par un aide.

Lapin nº 2.

11 h. trois quarts T. 38,2.

Midi trois quarts T. 37,8, il est détaché.

5 h. un quart T. 39, il est attaché de nouveau.

6 h. un quart T. 38.

7 h. un quart T. 37,5, il est mis en liberté.

8 h. et demie T. 38,6, il est tenu par un aide.

Lapin nº 3.

11 h. trois quarts T. 38,4.

Midi trois quarts T. 38,4. Le lapin a des tremblements, il est remis en liberté.

5 h. et demie T. 39,1, il est attaché de nouveau.

5 h. trois quarts T. 38,8, injection de 5 centigr. d'acide phénique.

6 h. T. 38,6.

6 h. et demie T. 38,4.

7 h. T. 38,3, le lapin est mis en liberté.

8 h. et demie T. 39,3.

Lapin nº 4.

11 h. trois quarts T. 38,8.

Midi trois quarts T. 38,2, il est mis en liberté.

5 h. et demie T. 38,9, le lapin est attaché de nouveau.

5 h. trois quarts T 38,4, 5 centigr. d'acide phénique.

6 h. T. 38,3.

6 h. et demie T. 38,2

7 h. T. 38,1, il est mis en liberté.

8 h. et demie T. 39,1, il est tenu par un aide.

Lapin n° 5.

11 h. trois quarts T. 38,8.

Midi trois quarts T. 37,5, il est mis en liberté.

5 h. et demie T. 38,8, il est attaché de nouveau.

5 h. trois quarts T. 38,7. 5 cent. d'acide phénique.

6 h. T. 38,2.

6 h. et demie T. 37,7.

7 h. T. 37,3, il est mis en liberté.

8 h. T. 38,5, il est tenu par un aide.

Dans cette expérience, nos lapins ont été attachés au même moment; ils sont restés fixés sur la table d'expériences de 1 heure à 1 heure et demie chaque fois. Or, on constate chez tous un abaissement de température variant de 4 à 6 dixièmes de degré; seul, le n° 3 a conservé sa température initiale; mais il a eu des tremblements, ce qui indiquerait chez lui un état morbide.

On observe également que la température du matin a été généralement inférieure de quelques dixièmes de degré à celle du soir et qu'après avoir laissé les lapins en liberté pendant une 1 heure et demie, le thermomètre revenait au point où il était au commencement de l'expérience.

On remarque enfin que l'abaissement de température n'a pas été plus grand chez les animaux qui ont eu 5 centigrammes d'acide phénique que chez ceux qui n'ont rien eu.

VII. — Les lapins ne sont plus attachés. Un aide les tient pendant qu'on leur prend la température et qu'on leur fait des injections phéniquées.

Lapin n° 1.

10 h. (matin) T. 39,2.

10 h. et demie T. 39,1.

11 h. T. 39,1.

5 h. et demie (soir) T. 39,7. n'a rien eu.

6 h. et demie T. 39,7.

Voulant constater, une fois encore, l'abaissement de température occasionné par ce seul fait de maintenir l'animal attaché, nous fixons le lapin sur la table d'expériences. Au bout d'un quart d'heure le thermomètre n'indiquait plus que 39°;

une demi-heure après il ne marquait plus que 38,5. On met alors le lapin en liberté et l'on voit, au bout d'une demi-heure, la température revenir à son point initial.

Lapin n° 2.

10 h. (matin) T. 39,3.
10 h. et demie T. 39.
11 h. T. 39.
5 h. et demie (soir) T. 39,7, n'a rien eu.
6 h. et demie T. 39,4.

Lapin n° 3.

10 h. (matin) T. 39,7.
10 h. et demie T. 39,5.
11 h. T. 39,5.

5 h. et demie (soir) T. 39,7 — 10 cent. d'acide phénique.
6 h. et demie T. 39,7.

Lapin n° 4.

10 h. (matin) T. 39,3.
10 h. et demie T. 39,4.
11 h. T. 39,5.
5 h. et demie (soir) T. 39,9 — 10 cent. d'acide phénique.
6 h. et demie T. 39,5.

Lapin n° 5.

10 h. (matin) T. 39,2.
10 h. et demie T. 39,2.
11 h. T. 39,1.
5 h. et demie (soir) T. 39,9 — 10 cent. d'acide phénique.
6 h. et demie T. 39,8.

Pour cette expérience, les lapins n'ont pas été attachés ; aussi la température a-t-elle été constamment supérieure à celle constatée dans l'observation précédente. On pourrait s'étonner de voir, dès le début des expériences, la température différer si considérablement dans ces deux observations. Cela est dû à ce que, dans la première, les lapins étaient attachés depuis un quart d'heure quand on leur mettait le thermomètre.

On observe que l'acide phénique, donné à la dose de 10 centigrammes, n'a pas eu d'action appréciable, puisque la plus grande diminution thermique a été de 4 dixièmes de degré chez le n° 5 qui a eu du phénol, lorsque l'on constate un abaissement de température de 3 dixièmes de degré chez le n° 2 qui n'a rien eu.

VIII. — Les lapins sont aussi vigoureux que par le passé ; ils ont mangé tout ce qu'on leur a donné. Ils ne sont pas attachés.

Lapin n. 1.

10 h. (matin) T. 39,6, pas d'acide phénique.

10 h. et demie T. 39,7.

11 h. T. 39,8.

Midi T. 39,9.

Lapin n° 2.

10 h. (matin) T. 39,8, 15 cent. d'acide phénique.

10 h. et demie T. 39,6, légères secousses dans les membres ; l'animal est inquiet.

11 h. T. 39,8.

Midi T. 40,2, le lapin se remet ; il mange.

Lapin n° 3.

10 h. (matin) T. 39,7, 15 cent. d'acide phénique. Le lapin se blottit dans les coins ; il est inquiet et a de légères secousses, principalement dans les muscles des membres postérieurs.

10 h. et demie T. 39,6.

11 h. T. 39,7, le lapin se remet ; il mange.

Midi. T. 39,9.

Lapin n° 4.

10 h. (matin) T. 39,5, il a 15 cent. d'acide phénique. Presque aussitôt après l'injection, le lapin tombe sur le flanc, il est pris de secousses épileptoïdes dans tous les muscles, paralysie des membres.

10 h. et demie T. 39,1. Le lapin se remet un peu ; il recommence à se tenir sur ses pattes, mais ne peut encore marcher.

10 h. trois quarts. Le lapin mange avec les autres.

11 h. T. 38,9.

Midi T. 39,5.

Lapin n° 5.

10 h. T. 39,9, pas d'acide phén.

10 h. et demie T. 39,7.

11 h. T. 39,9.

Midi T. 40.

Cette expérience est intéressante, car elle montre que l'acide phénique qui est sans action sur la température, à doses modérées, l'abaisse aussitôt qu'elles deviennent toxiques. C'est ainsi que l'on voit, dans cette observation, les 15 centigrammes de phénol qui n'ont pas occasionné d'accidents sérieux chez les lapins n° 3 et n° 4, ne pas amener non plus d'effets thermiques appréciables; tandis que cette même dose, ayant donné lieu à des phénomènes toxiques chez le lapin n° 5, a fait tomber la température de 6 dixièmes de degré. Cette action anticalorique est bien due à l'acide phénique puisque deux heures après la température revenait à son point de départ.

IX. — On ne fait aucune différence entre les lapins phéniqués et ceux qui ne l'ont pas été. Pendant ce me expérience nous ne les tenons pas attachés.

Lapin n° 1.

5 h. (soir) T. 40,9, pas d'acide phénique.

5 h. et demie T. 41.

6 h. et demie T. 41,2.

8 h. T. 40,5.

11 h. T. 40,6.

L'élévation de température que l'on observe chez ce lapin est due à ce que, pour nous procurer du sang, nous lui avons fait, ce matin, de nombreuses entailles aux oreilles.

Lapin n° 2.

5 h. (soir) T. 39,9. Injection de 20 cent. d'acide phénique. Cinq minutes après l'injection phéniquée, le lapin tombe sur le flanc, il est pris de convulsions violentes; on constate en même temps une paralysie complète des membres antérieurs et postérieurs de l'animal.

5 h. et demie T. 39,1, même état.

6 h. T. 38,3, insensibilité de la cornée. On lui prend un peu de sang.

6 h. un quart T. 36,5 au moment de la mort.

Lapin n° 3.

5 h. (soir) T. 40°, a 20 cent. d'acide phénique en injections.

5 h. et demie T. 39,3, secousses dans les muscles; le lapin est inquiet, paraît abattu.

6 h. et demie T. 39,2, perd beaucoup de sang à la suite d'incisions faites aux oreilles.

8 h. T. 38,5. Le lapin mange.

11 h. T. 39,4.

Lapin n° 4.

5 h. (soir) T. 39,8. Injection de 20 cent. d'acide phénique.

5 h. et demie T. 38,4. Légères convulsions, le lapin est inquiet; mêmes symptômes d'intoxica- tion que le n° 3; mais plus accentués.

6 h. et demie T. 37,6, a perdu également beaucoup de sang à la suite d'incisions faites aux oreilles.

8 h. T. 36,5. Le lapin mange.

11 h. T. 38,8.

Lapin n° 5.

5 h. (soir) T. 39,8. N'a eu que 5 cent. d'acide phénique.

5 h. et demie T. 39,6.

6 h. et demie T. 39,5.

8 h. T. 38,8, perd beaucoup de sang par suite des incisions qu'on lui a faites aux oreilles.

11 h. T. 39,6.

Dans cette expérience, nous avons cherché à produire, chez trois de nos lapins, des effets toxiques, en administrant, dès le début, l'acide phénique à doses massives. L'injection de 20 centi- grammes de cette substance a, en effet, amené chez eux des convulsions violentes; le n° 3, un peu moins fort que les deux autres, est mort une demi-heure après l'absorption du phénol; les autres se sont remis assez vite, trois-quarts d'heure après ils dévoraient les feuilles de choux qu'on leur donnait. Chez ces trois lapins l'abaissement de la température était absolument manifeste quand, voulant leur prendre un peu de sang, dans le but d'exa- miner au microscope l'état des globules sanguins chez les animaux intoxiqués par l'acide phénique, nous leur avons ponctionné les vaisseaux de l'oreille; mais ces parties sont complétement exsan- gues et nous devons faire de sérieuses entailles pour obtenir quel- ques gouttes de sang qui, quelques instants après, coulait abon- damment.

Nous attribuons à l'hémorrhagie qui se produisit une part sérieuse dans l'abaissement de la température; mais nous avions constaté auparavant des effets thermiques très notables; on est donc forcé de reconnaître que l'action de l'acide phénique a été très nette dans ce cas.

En résumé, il découle de toutes nos observations que l'acide phénique, à doses modérées, est sans action appréciable sur la température normale ; les doses toxiques sont seules capables de produire un abaissement thermique notable.

Nous venons de voir que l'acide phénique était sans action appréciable sur la température normale ; agirait-il autrement sur la température artificiellement élevée ? C'est ce que nous avons voulu expérimenter, n'ayant rien trouvé de signalé à cet égard.

I. — Les deux lapins sur lesquels nous expérimentons sont de même force.

L'étuve est graduée à 30°.

11 h. et demie. Lapin n° 1, T. 38,8.

—   Lapin n° 2, T. 39,2.

Les lapins sont mis dans l'étuve.

2 h. et demie. On sort les lapins de l'étuve. Ils sont en nage, la respiration est très accélérée.

Lapin n° 1, T. 41°. Injection de 8 centigrammes d'acide phénique.

Lapin n° 2, T. 41.

Il s'est donc produit, chez nos lapins, une élévation de température de deux degrés environ.

2 h. trois quarts. Lapin n° 1, T. 38,7.

—   Lapin n° 2, T. 39,1.

3 h. et demie. Lapin n° 1, T. 37,8.

—   Lapin n° 2, T. 37,5.

Rien de particulier à signaler dans l'état des deux lapins qui sont cependant un peu abattus et chez lesquels on remarque des contractions fibrillaires.

L'acide phénique n'a pas eu d'action bien manifeste sur la.

température; la défervescence s'est effectuée d'une façon tout
aussi rapide chez celui qui n'avait pas été phéniqué.

Nous avons voulu savoir si, en opérant d'une autre manière,
l'action de l'acide phénique serait plus manifeste.

II. — L'étuve est graduée à 35°.

10 h. et demie. Lapin n° 1, T. 38,2.

      —   Lapin n° 2, T. 38.

Les deux lapins sont placés dans l'étuve.

11 h. et demie. On sort les lapins de l'étuve.

Lapin n° 1, T. 40. Injection de 10 centigrammes d'acide phénique.

Lapin n° 2, T. 41,1.

Les deux lapins sont remis dans l'étuve.

1 h. et demie. A leur sortie de l'étuve, les lapins sont en nage ; leur respiration est très accélérée, ils sont abattus.

Lapin n° 1, T. 41.

Lapin n° 2, T. 40,7.

Dans cette expérience, le lapin auquel on a administré l'acide
phénique a une température supérieure de 3 dixièmes de degré à
celle du lapin qui n'a pas été phéniqué. Nous ne croyons pas qu'on
doive tenir compte de cette légère différence due probablement à
ce que le lapin n° 2 aura été maintenu à l'air quelques minutes de
plus que le lapin n° 1. Mais, en tout cas, si l'acide phénique n'a
pas élevé la température de ce dernier, on voit qu'il ne l'a pas
non plus abaissée.

Nous pensons donc que l'acide phénique n'agit pas d'une façon
appréciable sur la température artificiellement élevée.

« Fübringer a constaté que l'acide salicylique, qui est sans action
sur la température normale, modifiait la fièvre septique. Dans des
cas de fièvre liée à une phlegmasie les résultats ont été nuls ;
quand, au contraire, elle dépendait d'une suppuration, il y avait

une défervescence notable » (Thèse de Van Oye). Il était donc curieux de savoir si l'acide phénique produirait des effets analogues à ceux que Fübringer avait obtenus avec l'acide salicylique.

M. Danion a injecté du sang de typhoïde à des lapins ; il a donné de l'acide phénique aux uns et pas aux autres ; or, tous les lapins sont morts, mais les lapins phéniqués ont eu une température un peu inférieure à celle des lapins non phéniqués. M. Faivre arrive aux mêmes résultats en septicémiant des lapins et en donnant des injections d'acide phénique à quelques-uns seulement.

On trouve cependant, relatée dans la thèse de M. Danion, une observation curieuse que nous résumons : cet auteur a injecté à deux lapins du sang putréfié pris sur un autre lapin septicémique ; à l'un d'eux il a également injecté 18 centigrammes d'acide phénique : or, le lapin qui n'avait pas eu d'acide phénique est mort au bout de 4 jours ; celui qui avait reçu l'injection phéniquée n'est mort que 22 jours après. Etait-ce bien de septicémie ?

Des expériences que nous avons faites sur des lapins septicémiés nous autorisent à conclure à une action réelle de l'acide phénique sur la température fébrile de ces animaux. Nous ferons remarquer que l'état de prostration dans lequel sont nos lapins, ainsi septicémiés, les rend peu sensibles aux manipulations qu'on leur fait subir ; aussi la température n'éprouve-t-elle plus ces variations qu'on observe chez ceux à l'état sain, à la suite des causes les plus légères.

I. Les deux lapins sur lesquels nous expérimentons ont de 4 à 5 mois ; ils sont à peu près de même force.

15 janvier. 10 h. Lapin n° 1. — T. 38,7. On lui injecte 1 gramme de pus phlegmoneux.

Lapin n° 2. — T. 38,9. Injection d'une même quantité de pus semblable au premier.

5 h. Lapin n° 1. — T. 40,1. Il est abattu, se réfugie dans les coins ; on lui injecte 12 centigrammes d'acide phénique.

Lapin n° 2. — T. 40. Pas d'acide phénique.

5 h. 1/2. T. 40 chez les deux lapins.

6. h. Lapin n° 1. — T. 40. Nouvelle injection de 5 centigrammes d'acide phénique.

Lapin n° 2. — T. 40,2.

7 h. Lapin n° 1. — T. 40.

Lapin n° 2. — T. 40,3. Il est plus abattu que le n° 1.

Les deux lapins sont mis en liberté; le n° 1 se met aussitôt à manger. Le n° 2 se blottit dans un coin sans se soucier des feuilles de choux qu'on lui donne.

11 janvier :

8 h. Les deux lapins sont morts ; mais le n° 1 est encore chaud.

Dans cette observation la température ne semble pas avoir été abaissée par suite de l'administration de 17 centigrammes d'acide phénique; mais, si l'on observe que, chez le n° 2, la température a continué à s'élever tandis qu'elle est demeurée stationnaire chez le n° 1, on sera en droit de conclure à une action probable du phénol sur la température de ce dernier.

II. Les trois lapins qui nous servent de sujets sont à peu près de même âge et de même poids. Ils sont attachés sur la table d'expériences.

18 janvier :

11 h. Lapin n° 1. — T. 38,2.

Lapin n° 2. — T. 38,4.

Lapin n° 3. — T. 38,5.

Nous injectons aux trois lapins 50 centigrammes de sang provenant d'un lapin septicémié, mêlé à du pus phlegmoneux.

3 h. Lapin n° 1. — T. 39,4.

Lapin n° 2. — T. 40,6. 18 centigrammes d'acide phénique.

Lapin n° 3. — T. 39,7. 8 centigrammes d'acide phénique.

4 h. Lapin n° 1. — T. 39,5.

    Lapin n° 2. — T. 40,1.

    Lapin n° 3. — T. 39,3.

5 h. Lapin n° 1. — T. 39,4.

    Lapin n° 2. — T. 40,3.

    Lapin n° 3. — T. 39,6.

L'action de l'acide phénique est, dans ce cas, des plus mani-
festes. Trois lapins sont septicémiés; on ne donne pas d'acide
phénique au premier tandis qu'on en injecte 18 centigrammes au
second et 8 centigrammes au troisième ; or, une heure après, la
température est demeurée stationnaire chez celui qui n'a pas été
phéniqué; elle s'est abaissée au contraire chez les deux autres.
Deux heures après, l'action de l'acide phénique ne se faisant plus
sentir, le thermomètre commençait à remonter.

19 janvier. Les lapins ont mangé comme de coutume. Ils sont attachés
sur la table d'expériences.

    6 h. Lapin n° 1. — T. 39,6. Pas d'acide phénique.

    Lapin n° 2. — T. 39,9. 15 centigrammes d'acide phénique.

    Lapin n° 3. — T. 39,8. 8 centigrammes d'acide phénique.

    6 h. 1/2. Lapin n 1. — T. 39,7.

    Lapin n 2. — T. 39,4.

    Lapin n° 3. — T. 39,6.

Cette fois encore on observe un abaissement de la température se produisant seulement chez les lapins qui ont eu de l'acide phénique.

20 janvier. Les lapins sont moins abattus que les jours précédents.

10 h. Lapin n° 1. — T. 39,7. Injection de 15 cent. d'acide phénique.

    Lapin n° 2. — T. 39,3. Injection de 25 cent. d'acide phénique.

    Lapin n° 3. — T. 39,7. Injection de 15 cent. d'acide phénique.

Quelques instants après l'injection le n° 2 tombe sur le flanc; il est pris
de convulsions violentes; la température, qui aussitôt l'injection s'était

élevée de 3 dixièmes, redescend bientôt à 39,2, puis à 38.5; elle est de 37,5 au moment de la mort.

Les lapins n° 1 et n° 3 qui n'ont eu que 15 centigrammes d'acide phénique ont du tremblement et un peu de paralysie dans les membres postérieurs.

11 h. 1/2. Lapin n° 1. — T. 39,3.

Lapin n° 2. — T. 39,2.

A partir de ce jour nous ne prenons plus la température des lapins.

La dernière expérience dans laquelle l'acide phénique a produit des phénomènes d'intoxication, n'est pas probante en faveur de l'action antipyrétique de ce médicament; mais nous croyons pouvoir conclure des deux premières que le phénol abaisse réellement la température dans les fièvres de septicémie produites expérimentalement chez le lapin.

Nous ne saurions dire si l'acide phénique a une action efficace sur la marche de la maladie.

CHAPITRE VI

Il convient de se demander maintenant comment agit l'acide phénique.

Pour Déclat, Pécholier, Bouchard et Siredey, l'acide phénique agirait comme antizymotique dans la fièvre typhoïde ; ce ne serait point un simple antithermique, mais un antifébrile ; il ne s'attaquerait pas seulement à l'élément chaleur, mais combattrait la fièvre elle-même en détruisant les germes qui en sont la cause première. Ce qui donne de la force à cette théorie ce sont les effets de ce médicament dans l'érysipèle, le charbon, l'ostéo-myélite et autres affections dont la nature parasitaire est démontrée. « Ne faut-il voir dans l'acide phénique appliqué à la dothiénentérie qu'un simple hypothermisant ? Nous ne le croyons pas, dit M. Ramonet ; selon nous, l'acide phénique absorbé atteint directement le poison typhogène ; son action est plus qu'une action anticalorifique, c'est une action antiseptique » (Ramonet). Ce même auteur ajoute plus loin : « Notre conviction est que l'acide phénique agit comme antiseptique dans la fièvre typhoïde, soit qu'il exerce une action antizymotique en se diffusant dans l'économie, soit qu'il produise des effets locaux en désinfectant, dans le gros intestin, les matières fécales qui sont les réceptacles du microbe typhique et en empêchant ainsi l'infection secondaire du sujet ».

Hueter, de Berlin, pense que toute inflammation résultant de la présence dans les tissus et dans les voies circulatoires d'organismes inférieurs, de monades, on arrêtera la propagation du travail inflammatoire en détruisant ces organismes.

D'un autre côté, Gaertner, dans une communication faite au quatorzième Congrès de la Société allemande de chirurgie, en 1885, a constaté que les microorganismes de la fièvre typhoïde présentaient une grande résistance à l'action de l'acide phénique; il faudrait pour les tuer une solution de phénol à 3 %.

Il paraît, en effet, démontré que l'acide phénique n'agit sur le microbe de la fièvre typhoïde qu'à des doses qui seraient également toxiques pour le malade.

M. Van Oye ne croit pas que la dose de 25 centigrammes d'acide phénique qui suffit souvent à abaisser la température d'un typhique soit capable d'exercer une action antizymotique sur les milieux infectés.

« Puisqu'il faut, dit Gubler, pour détruire les vibrions, 1 gramme au moins d'acide pour 200 grammes de liquide; puisque, d'autre part, la masse totale du sang de l'homme adulte est d'environ 5 à 6 kilogrammes, il faudrait donc, pour que la proportion fût suffisante, qu'il y eût 30 grammes d'acide phénique à la fois dans la circulation. Cette dose est sept ou huit fois toxique pour l'adulte le plus fort, dit cet auteur; nous devons comprendre, en effet, que si on ne tue pas partout le ferment morbide, on ne le tue nulle part puisqu'il se reproduit et pullule ».

M. Maquart a établi en outre, et personne n'a contesté le fait, que l'acide phénique agissait dans toutes les pyrexies, aussi bien dans celles qui sont de nature purement inflammatoire que dans celles qui sont de nature virulente. On pourrait objecter à cela qu'il n'y a pas de pyrexie sans microbes; mais jusqu'à ce qu'on ait constaté, dans les fièvres considérées actuellement comme franchement inflammatoires, la présence de microorganismes, causes de la maladie, cette théorie restera à l'état de pure hypothèse.

Il est enfin évident que le collapsus observé parfois à la suite du traitement phéniqué n'est qu'une exagération de l'action antipyrétique du médicament; si donc l'acide phénique devait ses pro-

priétés antithermiques à son action sur les microbes de la fièvre
typhoïde, il pourrait bien se produire à la suite de l'absorption de
ce médicament un abaissement plus ou moins considérable de la
température, suivant qu'il aurait détruit plus ou moins de microorganismes; mais, le maximum d'action du remède étant de tuer
tous les microbes et partant, de ramener la température à la normale, on ne devrait pas observer d'hypothermie comme le fait
s'est produit à la suite de l'administration de minimes quantités
d'acide phénique.

Les effets antithermiques du phénol ne sauraient être considérés
comme étant le résultat d'une action antiseptique s'exerçant sur
tous les milieux de l'organisme, puisque les doses auxquelles il
faudrait l'administrer, dans ce cas, seraient sûrement toxiques; ce
médicament ne saurait non plus prétendre au rôle d'agent d'antisepsie locale puisque, donné en lavements dans la fièvre typhoïde,
il ne peut agir sur la troisième portion de l'intestin grêle, siège
principal de la lésion.

Il semble donc établi que l'acide phénique ne doit pas ses propriétés antithermiques à l'action destructive qu'il exercerait sur les
microorganismes causes premières de la maladie.

Pour M. Danion, ce médicament agirait ou bien en empêchant
les échanges chimiques qui se font entre le globule sanguin et les
tissus, ou bien en empêchant ce globule de se pourvoir, à son
passage dans le poumon, d'une quantité suffisante d'oxygène. Le
défaut de combustion suffisante conduirait à l'abaissement de la
température.

M. Ferrand a remarqué que le sang des sujets intoxiqués par
l'acide phénique était incoagulable et avait une couleur noirâtre;
il attribue cette incoagubilité du sang à un défaut d'oxygénation puisqu'il se coagule et prend une couleur vermeille aussitôt qu'il est
soumis au contact de l'air. Gubler, dans ses leçons de thérapeutique, dit que sous l'influence d'une solution phéniquée au 1/200,

les globules sanguins se rétractent, leurs contours deviennent plus sombres et ils ne tardent pas à se désagréger et à passer à l'état granuleux. M. Ramonet a observé le même phénomène dans les mêmes circonstances. Ce serait à cette action de l'acide phénique sur le globule sanguin que serait dû son pouvoir antithermique; il abaisserait la température en diminuant le pouvoir respiratoire du sang.

S'il était démontré que l'acide phénique dût son pouvoir antithermique à son action destructive sur le globule sanguin, la médication phéniquée, dans la fièvre typhoïde, serait tout aussi condamnable que la saignée, en ce sens qu'elle contribuerait à augmenter une débilitation déjà considérable. C'est surtout pour ce motif que nous avons tenu à nous assurer par nous-même de l'action de l'acide phénique sur le globule sanguin.

Après avoir mis sur des lames de verre une goutte de sang pris à un lapin sain, nous avons ajouté, sur une lame, de l'eau distillée et sur les autres quelques gouttes d'acide phénique en solution dans les proportions suivantes : au 1/20, au 1/50, au 1/100, au 1/200 et au 1/500; nous avons ensuite fixé ces préparations à l'acide osmique et les avons montées dans la glycérine.

Voici ce que nous a fourni l'examen microscopique :

Dans toutes ces préparations, sauf dans celle où nous avions fait agir sur le sang une solution phéniquée au 1/20, les globules sanguins avaient conservé leur forme et leur aspect normaux.

Sous l'influence de l'acide phénique en solution au 1/20, nous avons constaté que les globules avaient tous les caractères que MM. Gubler et Ramonet avaient observés sur ceux qu'ils avaient soumis à l'action d'une solution phéniquée dix fois plus faible : leurs contours s'étaient foncés et leur intérieur était devenu granuleux.

Nous avons fait de nombreuses préparations que nous avons examinées avec soin: mais nous n'avons observé, avec des solutions inférieures au 1/50, aucune trace de l'action destructive que, d'après MM. Gubler et Ramonet, l'acide phénique, même en solution faible, exercerait sur le globule sanguin.

Après avoir fait absorber à un lapin, pesant 1 kilog. 500, de 5 à 10 centigrammes d'acide phénique par jour et pendant 3 semaines, nous avons examiné son sang au microscope; or, les globules sanguins ne présentèrent rien d'anormal. Nous n'avons rien observé non plus de particulier dans les globules du sang pris pendant leurs convulsions à des lapins que nous avions intoxiqués avec de fortes doses d'acide phénique.

Il découle de ce que nous venons de dire que l'acide phénique ne doit pas ses propriétés antithermiques à son action destructive sur les globules sanguins.

S'il est peu probable que l'acide phénique agisse comme anti-septique dans la fièvre typhoïde; s'il est douteux que l'action destructive qu'il exerce sur le globule sanguin soit la cause des effets antithermiques qu'il produit, nous allons voir qu'il est facile d'expliquer l'abaissement de la température qui se manifeste après l'absorption de cette substance, par une action spéciale sur le système nerveux. C'est d'ailleurs l'opinion d'un grand nombre d'auteurs. MM. Lemaire, Paul Bert, Jolyet et tous ceux qui ont expérimenté l'acide phénique sur les animaux ont observé des convulsions à la suite des intoxications produites par ce médica-ment. Nous avons constaté nous-même, dans nos expériences sur les lapins, que, toutes les fois que la quantité de phénol administré dépassait 15 centigrammes, il se manifestait des contractions fibrillaires siégeant surtout dans les muscles des cuisses et des lombes et qui se changeaient en véritables convulsions dès que la dose dépassait de 20 à 25 centigrammes.

Ces convulsions qu'on a constamment observées chez les ani-maux à la suite de l'intoxication phéniquée indiquent clairement l'action élective de l'acide phénique sur les centres nerveux. On objectera qu'elles font généralement défaut chez l'homme; cela est vrai; mais ne doit-on pas attribuer leur absence à ce que les doses absorbées furent insuffisantes à les produire? Dans quelques cas où l'empoisonnement a été très sérieux, les convulsions n'ont pas fait défaut.

Si d'ailleurs les convulsions manquent le plus souvent chez l'homme, à la suite de l'intoxication phéniquée, les premiers symptômes qui se manifestent n'en sont pas moins d'ordre absolument nerveux. C'est ainsi qu'on remarque tout d'abord, de l'ébriété, des céphalalgies, des fourmillements dans les doigts.

MM. Paul Bert et Jolyet ont démontré que l'action toxique de l'acide phénique portait surtout sur les centres nerveux encéphaliques et sur la moelle épinière.

La rapidité avec laquelle ce remède produit des effets antithermiques indique suffisamment qu'il agit sur le système nerveux. Il est évident que si on avait affaire à une action antiseptique, les effets obtenus seraient de plus longue durée; il en serait de même si l'acide phénique devait ses propriétés antipyrétiques à la gêne qui se produirait sous son influence dans les fonctions de l'hématose.

Nous devons, avant de terminer, citer les opinions émises par MM. Vulpian, Gosselin et Laborde. Pour le premier, l'acide phénique agirait sur la substance organisée des éléments anatomiques en modifiant leur impressionnabilité; pour le second, l'action du médicament porterait sur le réseau capillaire, en déterminant l'oblitération de toutes les ouvertures capillaires; pour le dernier enfin, l'acide phénique agirait surtout sur les vaso-constricteurs.

Quelle que soit la cause à laquelle l'acide phénique doive son action antithermique; qu'il agisse en détruisant les microorganismes, ce qui n'est pas probable, ou encore en diminuant le pouvoir respiratoire du sang, ce qui n'est pas démontré, ou bien enfin en s'adressant au système nerveux régulateur de la calorification, ce qui paraît plus certain, cette action n'en existe pas moins; or, nous avons vu comment on pouvait utiliser les propriétés antithermiques de cet agent thérapeutique pour le traitement de la fièvre typhoïde.

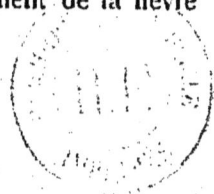

CONCLUSIONS

1º Il n'existe aucun agent thérapeutique capable de lutter avantageusement contre l'hyperthermie si constante dans la fièvre typhoïde.

2º L'acide phénique est sans action appréciable sur la température normale ; il n'agit pas davantage sur la température artificiellement élevée.

3º Il agit au contraire dans toutes les pyréxies quelle que soit leur nature.

4º Prudemment administré, son action, dans la fièvre typhoïde, est à peu près constante et son emploi sans danger.

5º L'acide phénique sera surtout donné en lavements à des doses ne dépassant pas 3 à 4 grammes par jour.

6º On devra, dans tous les cas, tâter la susceptibilité du malade au médicament en débutant par des doses faibles que l'on pourra augmenter dans la suite si le besoin s'en fait sentir.

7º La mélanurie étant le signe d'une saturation de l'organisme, par l'acide phénique, indique d'avoir à en suspendre, momentanément du moins, l'administration.

8º Les solutions phéniquées faibles sont impuissantes à agir sur les globules sanguins.

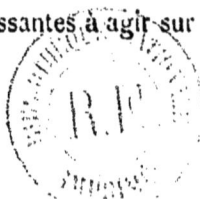

INDEX BIBLIOGRAPHIQUE

Artigalas. — Les microbes pathogènes, 1885.

Artaud. — De l'étiologie de la fièvre typhoïde. Thèse de Paris, 1884-85.

Barbier. — De l'acide phénique dans la fièvre typhoïde. Thèse de Paris, 1883.

Béchamps. — Observations sur les antiseptiques. *Montp. méd.*, novembre 1875.

Bert et Jolyet. — Recherches sur l'action toxique de l'acide phénique. *Mém. Soc. de Biologie*, 2 mai 1869.

Blusson. — Accidents consécutifs à l'emploi de l'acide phénique. Thèse de Paris, 1884-85.

Boiteux. — Etude critique des divers traitements de la fièvre typhoïde. Thèse de Paris, 1883.

Bouchard. — Leçons sur les auto-intoxications.

Déclat. — *Traité de l'acide phénique*, 2ᵉ éd., 1874.

Danion. — Quelques recherches expérimentales sur l'acide phénique.

Desplats. — *Bull ac. de méd.*, septembre et décembre 1880.

Dictionnaire (nouveau) de Médecine et de chirurgie pratiques, art. « typhoïde et acide phénique ».

Dictionnaire encyclopédique des sciences médicales, art. « typhoïde et acide phénique ».

Dujardin-Beaumetz. — Traitement par les bains froids. *Bull. méd.*, Paris 1883.

Faivre. — L'acide phénique en injections hypodermiques. Thèse de Bordeaux, 1887-88.

Ferrand. — De l'empoisonnement par les phénols.

Fournier. — Traitement de la fièvre typhoïde. *Bull. gén. de thérap.*, Paris, 1886.

Guéneau de Mussy (Noël). — Traité théorique et pratique de la fièvre typhoïde, Paris, 1884.

Glénard. — Valeur antipyrétique de l'acide phénique. *Bull méd.*, Paris, 1888.

Gramshaw. — *The Lancet*, 1888.

Griesinger. — Traité des maladies infectieuses.

Grisolles. — Traité de pathologie interne.

Hallopeau. — *Union médicale*, 1881.

Jaccoud. — Pathologie interne. Traitement de la fièvre typhoïde. *Bull. méd.*, Paris, 1888.

Lemaire. — De l'acide phénique ; de son action sur les animaux, les végétaux, etc. 1re édit., 1863, 2me édit., 1865.

Lorain. — De la température du corps humain, 1877.

Louis. — De la fièvre typhoïde.

Maquart. — Mode d'administration de l'acide phénique dans la fièvre typhoïde. Thèse de Lille, 1882.

Menou. — Etude critique du traitement de la fièvre typhoïde par l'acide phénique. Thèse de Paris, 1884.

Menville. — Etude sur les variations de la température sous l'influence de l'acide phénique. Thèse de Paris, 1880.

Morache. — *Gazette hebdom.*, 1871.

Murchison. — La fièvre typhoïde.

Pécholier. — Sur les indications du traitement de la fièvre typhoïde par la créosote et l'acide phénique. *Montp. méd.*, 1874 et *Gaz. hebdom.*, 1863.

Peter. — Traitement des typhoïdes par les bains froids coup sur coup. *Bull. méd.*, Paris, 1888.

Ramonet. — De l'action et des règles de la médication phéniquée dans la fièvre typhoïde. *Arch. de méd.*, mai 1882.

Robin (Alb.). — *Bull. ac. de méd.*, Février 1884.

Royer. — Emploi de l'acide phénique dans la fièvre typhoïde. Thèse de Paris, 1881.

Rondot. — Le sublimé à petites doses dans la fièvre typhoïde. *Gaz. hebdom.*, Bordeaux, 1887.

Robin (G). — Traitement de la fièvre typhoïde par le Naphtol. Thèse de Bordeaux, 1889.

Tardieu. — Etude médico-légale et clinique sur les empoisonnements, 2e édit., Paris, 1875

Van Oye. — De l'action de l'acide phénique sur les fébricitants. Thèse de Paris, 1880.

Wunderlich. — Température dans les maladies (Trad. Labadie-Lagrave), 1872.

Gubler. — Leçons de thérapeutique.

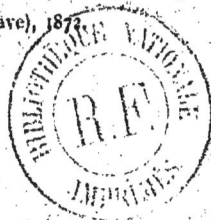

14,175. — Bordeaux, V° Cadoret, impr., 17, rue Montméjan.

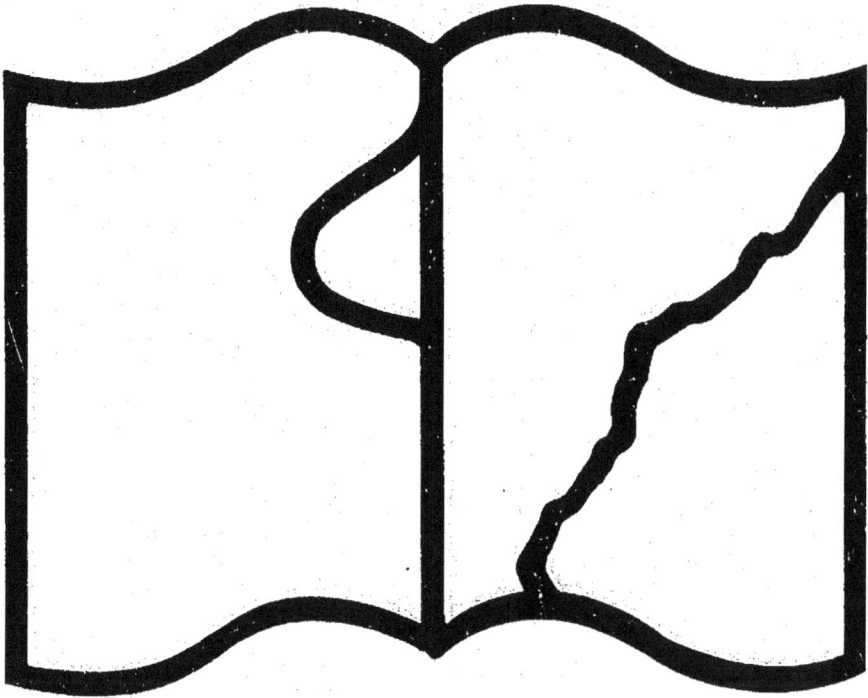

Texte détérioré — reliure défectueuse

NF Z 43-120-11

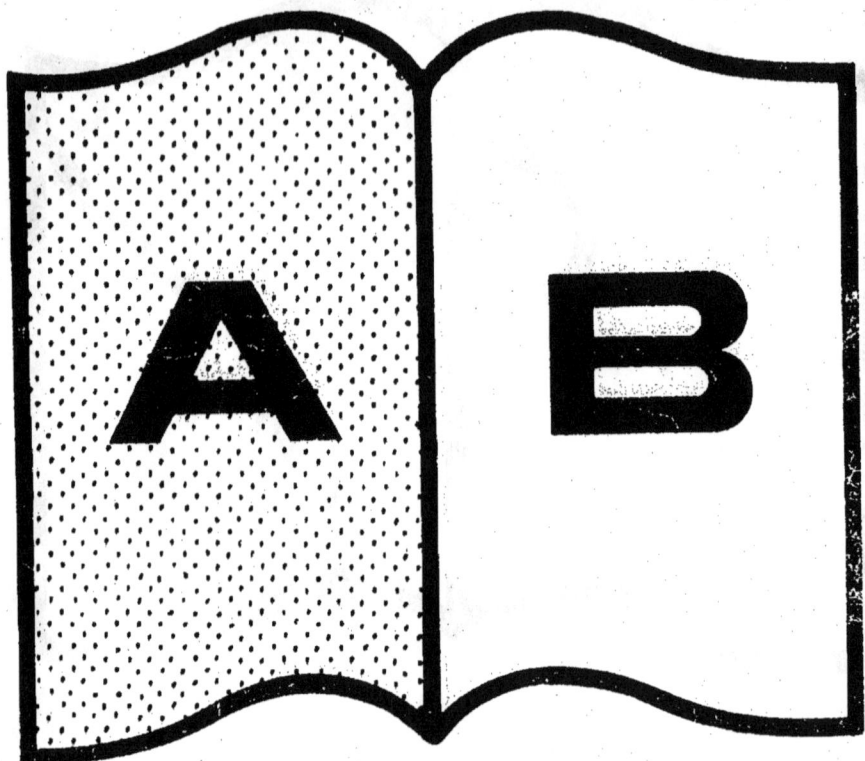

Contraste insuffisant

NF Z 43-120-14

www.ingramcontent.com/pod-product-compliance
Lightning Source LLC
Chambersburg PA
CBHW071452200326
41519CB00019B/5711